Imprimerie de COSSE et J. DUMAIN E, rue Christine, 2.

MÉMOIRE

SUR LA

NÉCESSITÉ D'EXTRAIRE IMMÉDIATEMENT

LES CORPS ÉTRANGERS ET LES ESQUILLES

DONT LA PRÉSENCE COMPLIQUE LES PLAIES

PAR ARMES A FEU.

Par M. HUTIN,

Docteur en médecine de la Faculté de Paris; chirurgien principal d'armée de première classe; chirurgien en chef de l'hôtel national des Invalides; officier de la Légion d'honneur; membre correspondant de l'Académie nationale des Sciences, Inscriptions et Belles-Lettres de Toulouse; de la Société nationale de médecine, chirurgie et pharmacie de la même ville; de la Société des Sciences du Bas-Rhin; de la Société phrénologique de Paris; des Sociétés nationales de médecine de Lyon et de Marseille.

PARIS

LIBRAIRIE MILITAIRE DE J. DUMAINE,

(ANCIENNE MAISON ANSELIN)

Rue et passage Dauphine, n° 36.

1851

MÉMOIRE

SUR LA

NÉCESSITÉ D'EXTRAIRE IMMÉDIATEMENT

LES CORPS ÉTRANGERS ET LES ESQUILLES,

DONT LA PRÉSENCE COMPLIQUE LES PLAIES PAR ARMES A FEU.

Les malheureux événements de juin 1848 ont amené, au sein de l'Académie de médecine, des communications sur les plaies par armes à feu, dont tous les praticiens ont pu apprécier le degré d'intérêt. Des hommes éminents ont élevé la voix pour exposer le résultat de leurs observations dans les hôpitaux et les ambulances ; ils ont dit ce qu'ils ont vu, ce qu'ils ont fait ; et leurs paroles, portées par la presse médicale à ceux qui n'ont pas été assez heureux pour les entendre, ont eu d'autant plus de retentissement que leurs noms sont chers à la science à plus d'un titre, et que leurs œuvres forment aujourd'hui un code généralement adopté en France et à l'étranger. A l'appel de MM. les professeurs Baudens et Roux ont répondu des chirurgiens célèbres, en livrant le tribut de leur expérience ; et MM. Velpeau, Bégin, Jobert, Amussat, Malgaigne, Huguier, etc., ont acquis de nouveaux droits à la reconnaissance publique, et appuyé certains préceptes de l'autorité de leur nom. Mais ces communications, acceptées par la savante assemblée comme de simples *comptes rendus*, n'ont malheureusement pas éveillé les discussions que l'on eût désiré voir surgir sur tant de points importants, et qui eussent éclairé la pratique chirurgicale.

Parmi les questions restées en suspens, se trouve tout d'abord celle de l'extraction des corps étrangers et des fragments osseux. Tandis que des hommes illustres conseillent cette opération, d'autres non moins fameux la proscrivent ; et le chirurgien, au moment d'agir, reste indécis et fluctuant, quand une expérience personnelle ne guide pas son raisonnement et sa main.

Après quatorze années passées sur le théâtre de la guerre, je me trouve au milieu d'une population de vieux braves qui, tous, ont arrosé quelque champ de bataille de leur sang généreux. Bien des lésions par armes à feu ont été soumises à mon observation, et, chaque jour, j'en vois les résultats définitifs. J'ai cru pouvoir apporter, moi aussi, une pierre à l'édifice.

En présence de tant de préceptes contradictoires, quand je vois Hunter, Blandin, Dupuytren et tant d'autres, regarder l'extraction des projectiles de guerre comme ayant un intérêt tout secondaire, tandis que MM. Bégin, Baudens, Roux, etc., y attachent l'importance qu'elle mérite ; convaincu de la parfaite justesse de ce que disait naguère, dans la *Gazette des Hôpitaux*, M. de Castelnau, l'un de ses consciencieux rédacteurs, que ce n'est point par *assertion* que l'on doit procéder en médecine, mais par *démonstration*, j'ai réuni un certain nombre de faits tendant à établir la nécessité de l'extraction, et les dangers d'une pratique opposée. Plusieurs fois, déjà, l'on a cité des faits analogues pris isolément ; mais jamais, que je sache, on n'en a groupé un nombre aussi imposant. Leur rapprochement m'a paru utile ; et je crois qu'il en résultera que, dans le pansement des plaies par armes à feu, l'un des premiers soins doit être d'extraire le plus tôt possible les corps étrangers.

La meilleure chirurgie est celle qui guérit *le mieux* dans *le moins* de temps ; tout le monde est d'accord sur ce point. Mais, pour être en droit de regarder la cure comme comiplète, il ne suffit pas de faire cicatriser une solution de continuité. Il faut encore que la cicatrice soit durable. Un homme est admis dans un hôpital : après la cessation des accidents qui l'y ont conduit, après l'occlusion d'une plaie, la consolidation d'une fracture, etc., le praticien qui lui a donné des soins le renvoie et ne le revoit plus : cet homme est dit, selon l'expression consacrée, *parfaitement guéri*. On le croit, en effet, et il a lui-même tous les motifs imaginables pour partager cette croyance. Mais, au bout de quelques mois, de quelques années, sans cause apparente, ses cicatrices se déchirent, ses plaies s'ouvrent et suppurent de nouveau, pour expulser des corps dont la présence remonte à l'époque de la blessure. A coup sûr, il ne devait pas être considéré comme guéri! Loin de moi l'outrageante idée de suspecter en rien la bonne foi de celui qui, se fiant aux apparences, a cru avoir fait tout ce qui était à faire! Ne pouvant pas suivre un blessé pendant toute sa carrière, il n'est pas à même d'observer ce qui se passe plus tard. Mais nous voyons à l'hôtel des Invalides ce que sont ces guérisons éphémères, prématurément annoncées. Ce sont elles qui peuplent en partie notre infirmerie.

Pour guérir réellement ses malades, l'homme de l'art ne peut pas se borner à porter son attention sur les affections actuelles; il faut qu'il se préoccupe avec le même intérêt des accidents consécutifs, autres que d'inévitables difformités qui en seront la suite plus ou moins prochaine, afin de les prévenir et de les éviter. Tel doit être son but final. S'il n'examine pas la question sous ce double point de vue, il s'expose à de cruels mécomptes : rarement il procurera une véritable guérison.

Ire PARTIE

DES CORPS ÉTRANGERS.

Les corps venus du dehors que recèlent le plus souvent les plaies par armes à feu sont multiples et variés. Tantôt c'est le projectile lancé par la poudre qui, après avoir épuisé sa force, n'en a plus assez pour traverser les parties lésées et s'arrête au milieu d'elles ; tantôt ce sont des substances qu'il a poussées devant lui ou qu'il a entraînées dans sa course ; ou bien encore, heurtant des obstacles sur sa route, il les a brisés, et leurs fragments projetés avec violence sont devenus à leur tour des agents vulnérants. Les balles, les éclats de bombes, d'obus ou de grenades, les morceaux de mitraille, les débris de cartouches, de gargousses ou de fusées à la congrève, rentrent dans la première catégorie. De la terre, des plâtras, des portions de vêtements ou de fourniments, des boutons, des pièces de monnaie, tout ce qu'un projectile rencontre à la surface du corps ou dans les poches de celui qu'il frappe, se rangent dans la seconde. Dans la troisième, viennent se placer les pierres, les vitres, les pièces de bois, etc., auxquelles il communique en partie son impulsion.

Le plus généralement, on ne trouve guère dans les chairs que des agents de la première espèce ; assez souvent, cependant, ils sont accompagnés de quelques-uns de ceux de la seconde ; et, dans certains cas, on en trouve des trois ordres réunis.

Ces corps pénètrent plus ou moins profondément suivant des conditions déterminées de position, de distance, de force de propulsion ; et de leur présence résultent des troubles qui sont loin d'être constamment les mêmes. Ainsi, un fragment d'obus ou de bombe, anguleux et tranchant, s'enfonce dans les chairs plus facilement que s'il était mousse, etc. D'un autre côté, les principaux désordres occasionnés par un corps sphérique sont produits au moment de son introduction, tandis que, s'il est irrégulier, il peut en amener de plus menaçants après son entrée, comme l'ulcération d'un vaisseau ou d'un nerf, etc.

Tous les corps étrangers ne séjournent donc pas au même titre dans les plaies. Ceux-ci ont des inconvénients dont ceux-là sont exempts ; les uns offrent des dangers qui n'accompagnent pas les autres. S'il était donné de les reconnaître *à priori* par l'aspect de la solution de continuité, ou par tout autre moyen, l'on saurait jusqu'à un certain point quand ils seront nuisibles, quand ils seront innocents ; et, sous ce rapport, on serait aisément fixé sur l'opportunité de telles ou telles recherches. Mais il n'en est point ainsi ; c'est seulement après les avoir vus ou touchés qu'on les connaît, et qu'on est à même d'apprécier les conséquences de leur séjour. Dès lors, le praticien ne peut avoir une sécurité complète qu'après avoir fait prudemment les perquisitions nécessaires pour les découvrir et s'éclairer : car il doit toujours se dire que, s'il est possible qu'aucun désordre sérieux ne résulte de leur présence, il est également possible que les plus graves lésions en soient la suite. Comment accepter une semblable alternative ? Comment oser rester dans un pareil doute ? Evidemment, la circonspection la plus timide conseille d'en sortir.

Appliquer ici l'adage « *in dubio abstine* » est une première faute, qui prépare le plus souvent au chirurgien de tardifs regrets, au malade de longues peines, et peut-être d'irrémédiables infirmités. Quelle que soit celle des trois catégories mentionnées ci-dessus à laquelle se rapportent les agents venus du dehors et arrêtés dans une plaie, il importe peu, pour le traitement, de savoir comment ils y ont été introduits, et si ce sont des projectiles *directs* ou des projectiles *indirects*. Ils s'y trouvent, ils y seront toujours étrangers. Si parfois leur présence n'amène que peu ou point d'accidents, bien souvent elle en détermine de très-sérieux dans le présent et de fort redoutables dans l'avenir : voilà ce qu'il y a de bien positif, ce dont on doit être bien convaincu.

Dangers de la présence des corps étrangers.

Jamais un agent vulnérant ne pénètre impunément dans un tissu sensible ; le fait seul de son introduction irrite les parties qu'il divise ; il y cause une inflammation variable d'intensité, bien plus vive dans les plaies par déchirement que dans toute autre, habituellement portée assez loin dans les blessures par armes à feu.

Mais il ne borne pas son action à cette première irritation ; son séjour la continue et l'augmente : *ubi stimulus, ibi affluxus.* Il devient un centre d'excitation permanente dont le degré et le résultat ne sont pas exactement calculables. Une simple petite épine enfoncée sous la peau cause parfois des accidents terribles ; comment dire alors où s'arrêteront ceux que déterminera un corps plus volumineux ou porté à une plus grande profondeur ? On sent qu'il n'est guère possible de le faire d'une manière rigoureuse, et si l'expérience peut, jusqu'à un certain point, le laisser entrevoir, elle abandonne aussi beaucoup à l'inconnu. Ce qu'il y a de bien moins incertain, c'est que le déchirement des fibres charnues ne tarde pas à faire naître, avec l'inflammation, un gonflement plus ou moins fort, mais constant, causant une pression forcée des parois du trajet les unes contre les autres, pression d'autant plus douloureuse, d'autant plus à craindre, qu'elle est plus énergique. L'espace devient nécessaire aux organes tuméfiés pour obéir à cette force d'expansion, et c'est en partie dans le but de leur en procurer que se font les débridements. Or, un corps étranger, en occupant un point quelconque de cet espace, ne peut que le rétrécir, et, suivant l'expression vicieuse adoptée, empêcher l'inflammation de se développer, c'est-à-dire empêcher les tissus enflammés de se dilater. Cet inconvénient peut d'abord paraître de peu d'importance, mais il n'en existe pas moins, il n'est pas moins très-réel. Ainsi resserrées, les parties malades pressent dans tous les sens leur hôte incommode : de là naissent des douleurs renouvelées sans cesse, tant qu'on ne fait pas disparaître, en tout ou en partie, cette distention pathologique.

Voilà donc un corps qui irrite en déchirant ; qui irrite ensuite comme stimulant permanent ; qui irrite encore en diminuant l'espace ; qui irrite enfin parce que les parties se massent sur lui et le compriment. Ne demeure-t-il pas évident qu'il gêne de toutes façons, et que le premier soin à prendre doit être de l'enlever, en reconnaissant dans ses bornes réelles la vérité de cet aphorisme un peu outré : *sublatâ causâ, tollitur effectus ?* Cette irritation est le plus souvent accompagnée d'autres désordres plus importants encore. La composition des substances étrangères, leur volume, leur forme, leur position, exposent à des accidents nouveaux, et peuvent compromettre au plus haut point l'existence des malades.

A. Par leur *composition*, elles éveillent des craintes qui, pour être exagérées, ne sont cependant pas sans fondement.

Je ne crois pas aux balles empoisonnées, dans nos contrées ; du moins, je n'ai aucune raison pour croire à une intoxication préméditée ; et pourtant, il est positif que ce raffinement existe chez les peuples barbares. Il est d'ailleurs une sorte d'empoisonnement local ou partiel qu'on ne peut nier : c'est l'action caustique et corrosive de certains agents vulnérants en cuivre, en cobalt arsenical, ou en toute autre matière, moins inoffensive, à ce point de vue, que celle des projectiles ordinaires.

Dans un bon nombre des plaies qui nous occupent, on rencontre des parcelles de toutes sortes de substances, provenant, soit de boulets creux éclatés, soit de coups d'espingoles ou de canons chargés à mitraille. Un de nos invalides conserve précieusement une moitié de lame de rasoir dont il fut frappé en **1807**, au siége de Dantzick ; un autre a porté pendant six jours dans sa cuisse le godet dévissé d'un chandelier en cuivre ; un troisième a conservé pendant trois mois dans sa jambe un morceau de fer à cheval, reçu en Pologne dans la même année. Cannac a vu une plaie d'arme à feu produite par une portion de tibia humain. Mais ce qu'on trouve le plus souvent, ce sont des balles, dont la consommation est si grande dans nos guerres. De nos jours, on ne voit plus de ces esprits chevaleresques qui, au XVIe siècle, en fondaient en or pour frapper les têtes couronnées ; rarement aussi le cuivre et d'autres métaux auxquels l'oxydation communique une action escarrotique sont employés à charger un mousquet, quoiqu'on en trouve encore. Les parties belligérantes se proposent bien plus, en effet, de mettre, avec le moins de frais possible, un ennemi immédiatement hors de combat, que de lui causer des infirmités ultérieures. Le plomb, par sa facilité de fusion, son action moins nuisible sur les armes destinées à le chasser, la prodigalité avec laquelle la nature nous le donne, sert presque exclusivement à la confection de ces instruments de mort, bien que, dans les discordes civiles, il ne soit pas rare de le voir remplacer par des billes de marbre, de pierre, d'agate ou de verre, ainsi que le disent Rota et Ravaton, et comme les événements de 1830, à Paris, l'ont plusieurs fois montré à Dupuytren.

De même que ces dernières substances, peu ou point altérables par les liquides de l'économie, le plomb a parfois l'heureux privilége de séjourner sans graves résultats dans nos organes pendant un temps plus ou moins long, soit qu'il s'enkyste et devienne relativement immobile, soit qu'il émigre et voyage plus ou moins loin. Parmi les invalides habitant aujourd'hui l'hôtel, douze ont encore, dans diverses parties, de semblables corps, qui, depuis une quarantaine d'années, ne donnent que de la gêne sans douleurs habituelles. M. le général T.... s'est éveillé pendant une nuit en sentant tomber dans sa bouche, au bout de treize ans, la balle qui l'avait privé d'un œil. Le général Monk-Duzer, ancien commandant de Bône, est mort, il n'y a pas bien longtemps, portant encore sous les téguments de sa jambe celle qu'il avait reçue plus de vingt années auparavant. Mais, tandis qu'un nombre minime de projectiles prend impunément droit de domicile dans les tissus, la majeure partie des autres détermine des accidents consécutifs tels, qu'après un laps de temps plus ou moins long, il faut les extraire, ou bien ils deviennent le point de départ de maladies nouvelles, et la cause de mutilations que l'on eût sûrement évitées par une extraction plus opportune. Si douze invalides, sur près de *quatre mille* soumis depuis cinq ans à mon observation, sont encore porteurs de projectiles non extraits, je dois ajouter que nous en avons plus de *deux cents* qui ont vu se fermer et s'ouvrir, maintes et maintes fois, leurs plaies, dont la cicatrisation définitive n'a eu lieu qu'après la soustraction tardive de ces corps longtemps négligés ou méconnus.

Les substances non métalliques peuvent devenir plus nuisibles après leur introduction. La terre, la chaux, les plâtras, se délitent, se liquéfient pour ainsi dire dans une plaie, qui reçoit de l'action chimique de leurs composants des influences dont on ne peut nier la réalité. Les morceaux de vêtement se distendent promptement et causent plus d'accidents peut-être que les balles elles-mêmes, en raison de leur texture et de la nature de leur tissu : car les mille petites pointes dont ils sont hérissés sont une cause incessante d'irritation. Aussi n'est-ce jamais sans surprise que je vois négliger leur extraction par des personnes qui disent, avec plus de confiance que de logique : *la suppuration les entraînera, ou bien ils resteront impunément.* L'impunité de ce séjour et l'enkystement sont tout ce qu'il y a de moins certain d'une part ; et, de l'autre, l'élimination par la suppuration nécessite et entretient un travail morbide avec lequel il n'est jamais bon de jouer ainsi. L'inflammation qui en résulte persiste, le plus communément, jusqu'à leur expulsion ; elle est plus ou moins vive dans son action, plus ou moins lente dans ses effets ; mais elle existe toujours. Parfois elle diminue momentanément d'intensité, mais elle ne s'éteint pas : elle s'assoupit, elle ne meurt pas.

B. Par leur *volume*, les corps étrangers distendent les tissus et éloignent les unes des autres des fibres qui, pour l'intégrité de leur action, devraient rester rapprochées. En se logeant sous un muscle ou dans son épaisseur, ils changent l'espèce de levier qu'il représentait, et le rendent moins apte à remplir les vues de la nature. En comprimant directement ou indirectement les vaisseaux, ils gê-

nent la circulation et déterminent des congestions sangui-
nes, des œdèmes, et toute la série des maux auxquels ces
premiers effets conduisent. Dans le voisinage des nerfs, ils
abolissent ou diminuent la sensibilité, pervertissent l'inner-
vation : d'où résultent d'abord des paralysies plus ou moins
longues, puis les affections consécutives à la suspension
de l'influx nerveux. Près de certaines ouvertures naturelles,
sur le trajet de quelques canaux, ils en rétrécissent le diamètre, et causent la rétention des matières excrémentitiel-
les ou autres qui doivent les parcourir ou les traverser, etc.

C. Leur *forme* est peut-être l'une des causes les plus com-
munes de complications fâcheuses. Il n'est pas sans exemple que deux segments de balles soient joints par un moyen
d'union quelconque : c'est ce qu'on appelle *balles ra-
mées*.

Plusieurs peuples laissent aux globes de plomb le pédi-
cale dont ils sont pourvus à leur sortie du moule : ce sont
des balles à queue. D'autres projectiles se déforment en rico-
chant sur un corps dur, avant de frapper les tissus, ou sur les
os après leur introduction ; c'est ce que les militaires, dans
leur crédule erreur, appellent des *balles mâchées* ou *mordues*.
Les éclats d'obus ou de bombe, les débris de boîtes d'ar-
tifices, sont anguleux, piquants, coupants, déchirants.
Les projectiles désignés plus haut sous le nom d'indirects,
les pierres, les éclats de bois, les boutons, les pièces de
monnaie, etc...., ont, comparativement aux balles, une
irrégularité que l'on pourrait dire normale.

Cette irrégularité se trouve surtout dans ceux qui proviennent de charges à mitraille faites avec des clous, des lin-
gots, des fers de lance, des chaînes, des fragments métalliques de toute nature. Voila autant de causes qui changent la forme ordinaire des plaies, augmentent leur gravité
présente, en déchirant les tissus plus au loin, et leurs dangers
futurs, s'ils restent en contact avec les parois d'une solution
de continuité où va surgir un gonflement considérable.

D. La *position* des corps vulnérants est évidemment dans
les mêmes conditions ; elle rend leur présence immédiatement à craindre dans certains cas ; dans d'autres, elle ex-

pose à des désordres secondaires plus grands encore peut-être par suite d'une sécurité fâcheuse. La compression d'un centre nerveux, d'un nerf important...., etc., éveille des troubles instantanés qu'il est parfaitement inutile de rappeler ; dans l'avenir, elle peut occasionner le tétanos, ou tout autre événement déplorable. Implanté dans une artère, un instrument piquant peut causer une grave hémorragie ; placés près d'elle, une lame de couteau, un éclat de verre, peuvent amener le même résultat, car les battements du vaisseau le poussant incessamment contre eux, la section de ses parois en sera la suite presque inévitable. Dans quelques circonstances, le poids d'un projectile le sollicitant peu à peu, il tombera dans telle ou telle cavité, dont le sépare un simple feuillet de médiocre résistance, ou déjà altéré dans sa texture par suite de son contact, comme la plèvre, le péritoine, une synoviale. Son introduction sera d'autant plus imminente que sa forme lui permettra mieux d'écarter les fibres du tissu.

Une semblable migration n'est pas constante, à la vérité : l'on a vu des corps ainsi placés s'enkyster et rester emprisonnés pendant un temps considérable, sans tomber dans les cavités voisines ; mais ces heureux exemples sont rares. Pour les faire naître, il faut des conditions exceptionnelles, sur lesquelles il serait imprudent de compter, telles que la non-déformation de projectiles orbes ou mousses, leur peu de pesanteur, leur situation à plat sur des parties vers lesquelles les lois de la gravitation, la pression musculaire, les mouvements oscillatoires les entraînent. Lorsque ces circonstances avantageuses font défaut, ils suivent la marche indiquée ; ils ulcèrent le plus habituellement les parois protectrices ou les écartent à la manière d'un coin, les percent, tombent dans la cavité et peuvent devenir, dans tous les cas, la cause d'infiltrations ou d'épanchements redoutables et mortels.

Lorsqu'un corps vulnérant a brisé un os, il se perd souvent au milieu des esquilles et s'interpose entre des fragments dont il empêche la coaptation et la soudure. Quand il n'a pas fait de fracture, quand il s'est borné à s'appliquer contre l'os, même sans commotion violente, il irrite, ulcère, détruit le périoste, et peut amener une exfoliation. Il arrive aussi qu'il se loge dans le tissu osseux, comme un clou pénètre dans une planche, sans éclats ni fracture complète, en refoulant les parties les unes sur les autres. Il y a toujours alors enfoncement et dépression des lamelles de la table externe, qui ont cédé ; et ces lamelles, affaissées, refoulées dans le tissu spongieux ou dans la portion médullaire, appellent une autre irritation et des symptômes d'ostéo-myélite, que la présence de l'agent étranger complique en apportant un obstacle à l'expulsion des esquilles ou des produits de l'inflammation.

Ici encore, je le sais, la nature s'écarte parfois de ses voies ordinaires, et laisse impunément dans un os une balle superficiellement enchâssée. Mais les blessés qui sortent ainsi de la règle commune, sont presque tous exposés, d'abord, durant des années entières, à de sérieux accidents ; puis ils gardent, pendant une partie de leur vie, des plaies fistuleuses, alternativement ouvertes et fermées. Voilà la marche habituelle des choses ; les cas opposés à ceux-ci sont de rares exceptions, et la raison ne permet pas de faire fond là-dessus.

Observations cliniques.

A l'appui de tout ce que je viens de dire, je citerai plusieurs observations qui feront mieux ressortir la vérité de mes assertions, et expliqueront ma pensée.

Ire *Observation.* Quelques jours avant la reddition d'Alger, en 1830, pendant les travaux d'attaque du fort de l'Empereur, un voltigeur eut le bord orbitaire gauche écorné par un projectile qui resta entre le globe oculaire et sa voûte osseuse. Les vives douleurs éprouvées par ce militaire, et les mouvements convulsifs qui en étaient la conséquence, ou tout autre motif, ne permirent probablement pas au chirurgien dont il reçut les soins de faire les recherches nécessaires. Quatre jours après, l'œil se rompit, les douleurs se calmèrent, et je retirai, à l'hôpital placé sous

2

les tentes de Sidi-Ferruch, où il venait d'être envoyé, un petit lingot de cuivre depuis longtemps oxydé, et paraissant provenir d'un vieux clou de navire. Son séjour, la blessure en elle-même, la contusion de l'œil et l'inflammation consécutive, avaient peut-être amené la rupture des membranes ; mais la couche épaisse de vert-de-gris dont ce clou était incrusté n'était peut-être pas non plus étrangère à l'érosion ; dans tout état de cause, elle aurait bien pu la déterminer.

IIe *Obs.* Au mois de janvier 1837, la poudrière de la citadelle de Bône sauta, entraînant deux cents hommes dans sa ruine. Une poutre lancée par l'explosion broya la cuisse d'un militaire, que j'amputai dans l'articulation coxo-fémorale. L'examen des parties, après l'opération, nous montra une lame de verre triangulaire, longue de trois centimètres et demi, aiguë au sommet, large de plus d'un centimètre à sa base, obliquement cachée dans le tiers moyen du membre, sur l'artère fémorale qu'elle touchait par un de ses bords. Si des désordres moins considérables eussent permis de conserver cette cuisse, et si l'on eût négligé d'extraire ce fragment de vitre, il n'est pas douteux que les battements artériels fussent parvenus à couper le vaisseau.

IIIe *Obs.* M. le général T., l'un des derniers ministres du roi Louis-Philippe, reçut, dans la nuit du 23 au 24 novembre 1836, sur le pont de Constantine, une balle arabe qui fit un simple séton à la nuque. Les plaies, d'un fort bel aspect d'ailleurs, suppuraient depuis un mois environ, lorsque je fus appelé à lui donner des soins. L'exploration me fit découvrir, dès le premier pansement, un morceau de drap dont l'extraction permit en quelques jours une guérison que sa présence seule retardait.

IVe *Obs.* Le 8 octobre 1832, dans une sortie contre les troupes de Ben-Aïssa, dans la plaine de Bône, un soldat reçut une balle à l'épaule ; un large séton fut le résultat de cette blessure. Le projectile n'était pas resté ; il n'y avait eu aucune lésion osseuse ; cependant la plaie suppurait encore au mois d'avril 1833, quand je trouvai le malade dans la salle de l'hôpital. Une sonde introduite rencontra un petit morceau de la chemise, qui coiffa son extrémité. L'extraction amena, en moins de trois semaines, une guérison vainement attendue depuis sept mois.

Ve *Obs.* Saint-Dizier, soldat invalide, reçut, en 1812, à la Moscowa, une balle qui fractura l'épine iliaque antéro-supérieure. Malgré l'éviction de sept esquilles, la plaie resta ouverte pendant deux ans. Enfin, elle s'était fermée depuis une vingtaine de jours, lorsqu'elle s'ouvrit de nouveau et donna issue à une portion de vêtement ; la cicatrisation se fit alors définitivement.

VIe *Obs.* Auplin, invalide, fut frappé par une balle qui fit un séton à la nuque, ou plutôt à la région occipitale. Les plaies suppuraient depuis six mois, quand on retira un morceau de shako ; la guérison ne se fit pas attendre.

VIIe *Obs.* Lucat reçut en Espagne, en 1824 , une balle qui frappa le milieu du deltoïde gauche, et alla se loger sous la peau, au bord antérieur du scapulum du même côté, d'où on la retira. Pendant plus d'une année, ce malade éprouva de nombreux accidents ; puis survint un vaste abcès, accompagné de symptômes alarmants que l'on parvint à enrayer, lorsque l'ouverture de la tumeur eut donné issue à un morceau de drap resté dans la plaie. Tout se calma, et le militaire guérit.

VIIIe *Obs.* Corderon reçut en 1815, au Mont-Saint-Jean, une balle à la hanche. La plaie suppura pendant près de deux ans. Des débris de toile sortirent alors, entraînés par le pus, et la cicatrisation se fit.

IXe *Obs.* Gaillard eut, en 1811, la masse charnue du biceps brachial droit traversée par un biscaïen. Pendant plus de six mois la plaie, simple d'ailleurs, fournit une suppuration incessante. Un jour, le pus entraîna un petit paquet d'étoupes provenant de la bourre du canon, et resté dans la partie ; la blessure se ferma pour ne plus s'ouvrir.

Xe *Obs.* En 1808, Mayot reçut une balle sur la partie latérale droite de la symphyse du pubis. Elle traversa la vessie et sortit par la pointe de la fesse gauche. Pendant un certain temps, l'urine s'échappa par les deux plaies, et après bien des orages ce militaire guérit. Mais le projectile avait entraîné des débris de vêtement ; et soit qu'on n'y pensât point, soit qu'on s'en inquiétât peu, soit enfin que l'on agît ainsi par prudence, aucune tentative ne fut faite pour les rechercher. En 1827, M. Pasquier père et M. Ivan furent obligés de pratiquer la taille périnéale. Ils retirèrent trois calculs, qui, tous, avaient des fragments de drap pour noyaux.

XI⁰ *Obs.* Larrey, l'homme à la vaste expérience en pareille matière, rapporte qu'il a trouvé un boulet de six livres et trois onces (3 kilog. 95 gr.) caché dans la cuisse d'un artilleur blessé à Wagram, et il ajoute avoir rencontré plusieurs fois de petits boulets ou des biscaïens perdus ainsi dans diverses parties. Dionis avait déjà dit qu'au siége de Cambrai il retira un éclat de grenade, grand comme la main, de la fesse d'un officier. Des corps semblables, en les admettant même d'une dimension beaucoup moins considérable, seraient nécessairement un obstacle tel au jeu des parties, à part toute autre complication, que jamais on ne songera, sans doute, à confier leur élimination aux seules forces de la nature.

XII⁰ *Obs.* Le fait suivant m'a plusieurs fois été raconté par mon père, ex-chirurgien de première classe aux armées. En 1814, l'hôpital civil de Joinville (Haute-Marne), dont il était le chirurgien en chef, reçut un grand nombre de militaires blessés au combat de Saint-Dizier et de Brienne ; l'un d'eux avait eu un bras fracturé comminutivement à son tiers inférieur, l'avant-veille de son entrée, et la gangrène envahissait le membre. Le tétanos vint encore compliquer cet état si fâcheux déjà. L'amputation ne remédia point au mal ; la mort survint peu de temps après. En examinant l'état de la blessure, on trouva une balle ramée, qui, après avoir largement déchiré les parties molles et brisé l'humérus, s'était enclavée dans les fragments inférieurs de celui-ci, de telle manière, que la double maille de fil de fer unissant les deux segments métalliques formait un pont au nerf cubital, et le pressait contre l'os. Cette compression fut-elle la cause du tétanos ? Il serait difficile de le dire ; mais il ne serait nullement déraisonnable de le penser.

Au dire de M. Fouilhoy, à qui j'ai raconté ce fait, les chirurgiens de marine voient quelquefois des faits analogues au précédent. Lorsque, dans un combat naval, un boulet arrache un éclat de bois au navire, et le lance avec force dans un membre, il n'est pas très-rare de trouver des nerfs, des vaisseaux, des tissus de toute espèce pincés par cet éclat fendu, qui s'est mis à cheval sur eux, comme se place, sur une corde, la petite fourche en bois dont les blanchisseuses se servent pour étendre et faire sécher le linge.

XIIIe *Obs.* Pendant notre première et malheureuse expédition de Constantine, en 1836, un soldat du bataillon d'infanterie légère d'Afrique reçut un coup de feu sous l'angle maxillaire gauche. Amené à l'ambulance, il avait la face presque livide, les yeux hagards, la respiration courte et difficile, la déglutition très-pénible. Une sonde de femme, introduite avec légèreté, se dirigea vers la clavicule, où elle tomba pour ainsi dire d'elle-même sur le projectile, arrêté à deux centimètres au-dessus et en arrière de l'os. Au moyen d'une contre-ouverture, je saisis une balle ordinaire et non déformée, que les pulsations artérielles faisaient osciller. Elle était à peine extraite, que la dyspnée cessa; le malade ressentit un soulagement indicible, et la face reprit sa coloration normale. Il est présumable qu'un des nerfs du cou, peut-être le nerf phrénique, peut-être le pneumo-gastrique, se trouvait comprimé d'une façon plus ou moins directe. Qui peut dire si l'asphyxie ne serait pas survenue dans le cas où l'extraction n'eût pas été promptement opérée ?

XIVe *Obs.* Le même jour, un soldat du 63e de ligne fut blessé dans la même région, par une balle qui s'arrêta en arrière du bord interne de la première côte, à deux centimètres au plus au-dessus du sommet de la cavité thoracique. Son extraction nous la montra anguleuse, aplatie, déformée par le choc d'un rocher qu'elle avait frappé d'abord. Il est très-permis de croire que, laissée en place et de champ comme elle était, elle pouvait, dans un temps donné, cheminer vers la voûte pleurale, l'ulcérer et pénétrer dans la poitrine.

XVe *Obs.* Cholet reçut, en Pologne, en 1807, une balle qui fractura comminutivement les deux os de la jambe gauche. Dans les deux premiers pansements, on retira toutes les esquilles, au nombre de vingt-deux. La consolidation se fit, et le malade recouvra l'usage de son membre. Cependant la plaie resta fistuleuse, et au bout de dix-huit mois, M. Boulay, médecin à Saint-Denis, en retira un fragment de balle, dont l'issue amena promptement une entière guérison.

XVIe *Obs.* Ibrahim reçut, dans la même affaire, une balle qui le frappa entre les deux racines du muscle sternomastoïdien gauche, traversa le cou et l'épaule pour s'arrêter au-dessus de l'épine du scapulum, entre la peau et les muscles. Surpris par l'ennemi et pressé par le temps, le chirurgien qui lui donna les premiers soins laissa le projectile en place, après avoir enlevé les esquilles. Au bout de vingt-huit mois, pendant lesquels la solution de continuité s'était fermée pour quelques semaines seulement, ce corps fut extrait et la guérison se fit.

XVIIe *Obs.* Baillache reçut, en Espagne, en 1808, une balle à la partie supérieure du bord interne de l'avant-bras; le cubitus fut fracturé comminutivement. On enleva les esquilles en négligeant la balle. La fracture guérit assez vite, mais il n'en fut pas de même des plaies, qui suppuraient depuis quatre ans, quand, en 1812, un chirurgien plus expérimenté chercha, trouva et retira le projectile ; une guérison prompte et durable mit fin à cette longue suppuration.

XVIIIe *Obs.* Hervé fut frappé par une balle au tiers supérieur de la cuisse gauche, à Craône, en 1814. Le fémur écorné, mais non fracturé en entier, donna quelques esquilles que l'on enleva. Pendant six ans, le plomb resta dans le membre, causant de temps à autre quelques abcès. Son extraction devint alors indispensable, et, depuis cette opération, trente années se sont écoulées sans aucun nouvel accident.

XIXe *Obs.* Couraget avait reçu un coup de feu sur les bords du Danube, en 1809. Ce coup avait porté sur la partie supérieure et externe de la jambe droite, sans déterminer aucune lésion grave. On négligea la balle, qui ne put être recherchée dans les premiers temps de presse. Bien des accidents survinrent, soit immédiatement, soit dans le cours des années suivantes ; mais le blessé en triompha, conservant toutefois une claudication considérable. En 1827, dix-huit ans après la blessure, il entra à l'infirmerie de l'Hôtel avec un phlegmon diffus, dont les environs de la malléole externe droite étaient le point de départ. M. Yvan donna issue au pus formé sur ce dernier point, et retira le projectile, nullement déformé, placé en dehors du tendon d'Achille. La guérison se fit attendre d'abord, puis se fit entière, définitive, et le militaire cessa de boiter.

XXe *Obs.* Dupont reçut, en 1808, en Espagne, une balle sur le milieu de la fesse droite. Elle se perdit dans le bassin, et la plaie finit par se fermer. Trente-deux ans après, cet homme subit à Reims, où il était gendarme, l'opération de la taille périnéale, qui réussit. Le calcul extrait avait pour noyau le projectile caché depuis si longtemps dans la vessie.

XXIe *Obs.* Vantongre eut la partie moyenne de la cuisse gauche brisée à Iéna, le 14 octobre 1806, par deux balles en même temps. L'une d'elles fut extraite avec plusieurs fragments osseux. On méconnut l'existence de l'autre. Pendant trois ans, il y eut des alternatives incessantes d'occlusion et d'ouverture des plaies ; quatre-vingt-trois esquilles furent enlevées peu à peu, puis la consolidation se fit, et le membre fut conservé. De temps en temps, il survint des phlegmons plus ou moins sérieux, et au mois d'avril 1848, Vantongre entra de nouveau à l'infirmerie, avec un vaste abcès à la cuisse. J'ouvris la tumeur, et en sondant sa profondeur, je trouvai la seconde balle enkystée depuis longtemps. Son extraction de la poche enflammée et ulcérée fut suivie d'une prompte cicatrisation. Cette ablation a amené une guérison qui ne s'est pas encore démentie, empêchée jusqu'alors par un séjour de quarante-deux ans d'un corps vulnérant qui a causé tant de tourment.

XXIIe *Obs.* Le jour de notre entrée dans Constantine, quelques heures après l'assaut qui nous livra la place en 1837, M. le docteur Dussi, chirurgien aide-major, trouva parmi les blessés un zouave atteint d'une plaie de deux centimètres d'étendue, située à cinq ou six centimètres au-dessous du pli de l'aîne gauche. L'exploration lui fit reconnaître un clou sans tête provenant d'un coup de tromblon tiré sur la brèche. A l'aide de la pince à pansement il en pratiqua l'extraction, qui fut immédiatement suivie d'un énorme jet de sang rutilant. Présent à cette opération, mon premier mouvement fut de comprimer l'artère à son passage sous l'arcade crurale. M. Dussi débrida la plaie, découvrit l'artère fémorale dans laquelle le clou s'était fiché, et la lia au-dessus du point lésé. Le malade succomba quelques jours après.

Déductions pratiques.

A quoi me servirait-il de multiplier les citations?

Les précédentes sont bien suffisantes pour démontrer que, si parfois les balles de plomb séjournent dans le corps humain avec une certaine impunité, cette impunité n'est jamais assurée. A défaut d'expérience, la saine raison le dirait d'elle-même : car on comprend que des matières étrangères et non assimilables ne sont pas faites pour s'établir sans inconvénients, sinon sans dangers, au sein d'organes qui vivent et sentent.

Les douleurs causées par leur présence, il est vrai, ne sont pas toujours aiguës ; elles ne sont point incessantes ; parfois mêmes elles sont nulles ou obscures. Mais ce qui ne manque jamais, c'est une sensation de pesanteur, une absence partielle de liberté dans les mouvements, bien mieux senties pendant les temps froids et humides. Ce qui est aussi dans l'ordre des choses possibles et probables, c'est qu'il viendra un jour où un coup, un choc, une simple pression musculaire dans un mouvement brusque et irréfléchi, ou toute autre cause venue de l'intérieur ou du dehors, occasionneront de l'irritation dans le point qui recèle le corps étranger. Soit que le kyste s'enflamme, soit que les parties voisines deviennent alors seules le siége d'une inflammation, la pression des tissus tendus et malades sur une substance dure et inflexible augmentera la douleur, et un peu plus tôt, un peu plus tard, il se formera un abcès dont l'ouverture sera nécessaire. Alors, à moins de vouloir exposer le malade à une nouvelle série de maux du même genre, il faudra extraire enfin le corps étranger ; et l'on se retrouvera au même point qu'au moment de la blessure, après de bien longs tourments qu'il était facile de prévoir et d'éviter.

De l'hésitation que mettent d'anciens blessés à se laisser enlever des projectiles de vieille date, on conclut qu'ils sont indifférents à cet état anormal : c'est une erreur. Il n'en est pas un seul qui n'en éprouve au moins de la gêne ; et tous aimeraient bien mieux en avoir été délivrés autrefois, quand les plaies étaient béantes. Mais après un long espace de temps, ils ont une répugnance fort naturelle à se soumettre à une opération tardive et non indispensable. Voilà le motif de leur refus ; il ne faut pas s'y méprendre.

En général, les plaies par armes à feu présentent la plus grande variété, la bizarrerie la plus extraordinaire, dans leur trajet, leur résultat immédiat....., etc. Mais il en est peu d'aussi étranges que celle du sujet de la XXIIe Observation, chez lequel M. Dussi a trouvé un clou implanté dans l'artère fémorale. Le mouvement continuel des artères, leur forme cylindrique, leur peu de surface transversale, leur situation, la facilité de leur dépression, les mettent le plus souvent à l'abri de l'action des corps vulnérants d'un petit volume. On comprend qu'un instrument très-aigu puisse les atteindre et les pénétrer ; mais pour qu'elles se laissent perforer par un clou, dont la pointe est si peu acérée, il faut évidemment qu'elles soient frappées avec force, dans une direction perpendiculaire, à leur partie centrale, dans un moment bien propice, en un mot, dans des conditions rares à rencontrer. De semblables exemples ne sont pas communs, et l'on serait presque tenté de douter de leur possibilité. Toutefois, celui-ci est une preuve qu'ils peuvent exister. Il rappelle, d'ailleurs, ceux où une lame de couteau, de poignard, de stylet, reste en place, après avoir fait des blessures analogues.

En pareille occasion, est-ce agir logiquement que de procéder tout de suite à l'extraction? Je n'hésite pas à dire *Oui*. Des personnes étrangères à l'art de guérir paraissent seules pouvoir dire le contraire, pensant qu'il vaut mieux attendre que l'hémorragie soit devenue impossible. J'ai été blâmé cependant pour le conseil que j'ai donné à M. Dussi, et j'ai entendu des praticiens, dans une discussion purement théorique, préconiser l'abandon du corps étranger pendant un temps déterminé, se basant sur un raisonnement qui ne laissait pas d'avoir une apparence de fondement, mais parfaitement spécieux à mon sens. On a dit : « L'in- « strument vulnérant ayant divisé les trois tuniques de l'ar- « tère, l'interne et la moyenne rétractées en partie for- « ment à la circulation un commencement d'obstacle que « sa présence augmente, si elle ne le complète pas. Il y a « donc beaucoup de chances pour que l'obturation se fasse, « chances que l'extraction va diminuer et peut-être dé- « truire. » Je livre cette mauvaise objection pour ce qu'elle vaut, et je dis que si l'accident arrivait à l'aorte, je serais probablement d'avis de laisser à la nature le soin de faire un miracle de guérison; non parce que je l'espérerais, mais, au contraire, parce que je n'y compterais d'aucune manière. Si, encore, il fallait, pour découvrir un gros vaisseau intéressé, atteindre des organes dont la dénudation serait fatale ; s'il fallait qu'en subissant l'opération, le malade, déjà exposé aux périls inséparables de la lésion même, se soumît à d'autres plus grands, qui seraient la conséquence infaillible d'une ligature plus qu'aventureuse, ce serait être bien téméraire, pour ne pas dire plus, que de braver des dangers patents et inévitables ! Mais s'il était possible d'arriver au vaisseau sans encourir de pareilles chances, si la ligature n'était pas mortelle, ne vaudrait-il pas mieux essayer de la faire? On ne peut évidemment attendre la cessation d'une hémorragie et la guérison, qu'autant que l'obturation de l'artère s'effectuera. La circulation normale sera désormais impossible ; elle ne se fera plus que par les collatérales, et le sacrifice doit en être fait jusqu'au point divisé. A cet égard, quel inconvénient nouveau entraînerait la ligature? Aucun. (Et par ce mot *ligature*, j'entends également tout

autre moyen hémostatique, comme la torsion, l'enroule-
ment..., etc., que la prudence admettrait.) Si le tube sanguin a été totalement divisé, elle sera le seul moyen de
guérison. Si la pointe vulnérante n'a pas entièrement coupé
les tuniques en travers, si elle ne leur a fait éprouver qu'une
solution de continuité partielle, sa présence et la portion
rétractée des membranes pourront bien fermer momentanément le passage au sang, et l'empêcher de suivre son
cours ; mais qui prouvera que cette occlusion est complète
et sera durable ? Ici l'on retombe dans l'incertitude et le
hasard ; car, si un filet de liquide, quelque délié qu'il soit,
trouve un passage dans le canal, il est démontré par l'expérience que l'oblitération ne se fera pas, ou, du moins,
qu'elle se fera très-rarement. D'un autre côté, le contact
permanent d'une substance étrangère, et surtout d'une
substance étrangère oxydable, amènera une inflammation
dont il est impossible de prévoir les limites, et une ulcération dont il est plus facile de dire les funestes conséquences.

Quand on a à craindre tant de désastres : hémorragie,
inflammation illimitée, ulcération artérielle, absorption pu-
rulente, accidents nerveux, etc., est-il donc permis de les
affronter en abandonnant dans la plaie le corps qui peut les
produire, au lieu de l'enlever et de pratiquer une ligature
lorsque le vaisseau est accessible et l'opération faisable ?
Peu de personnes probablement oseront s'endormir dans
une aussi calme confiance, et chacun doit dire avec moi
qu'il vaut mieux recourir à cette opération. J'en conclurai
que l'extraction est indiquée, même en pareil cas, et c'est
par ces motifs que j'ai engagé M. Dussi à la pratiquer dans
la circonstance dont il s'agit.

Dans toutes les autres blessures dont je viens de donner
un résumé succinct, la présence des substances étrangères
a été accompagnée de longs accidents secondaires, d'une alternative d'occlusion et de rupture des cicatrices, de formation de phlegmons, d'une suppuration prolongée. Ces exemples sont pris au hasard parmi des centaines d'autres présentant les mêmes phénomènes. Je les crois assez concluants

pour combattre avec avantage la pensée des praticiens qui se prononcent plus ou moins explicitement pour une expectation mal fondée et attachent peu d'importance à l'extraction. Les dangers signalés accompagnent tous les corps étrangers, quelle que soit la profondeur à laquelle ils sont situés ; mais il faut dire que ces dangers sont d'autant plus imminents que ces corps sont moins superficiellement engagés, parce qu'alors des parties plus essentielles et plus nombreuses se trouvent compromises. Ils tireraient un nouveau degré de gravité de la trompeuse confiance avec laquelle on compterait sur une élimination spontanée.

Il est hors de doute que cette élimination se ferait presque toujours, parce que, je le répète, les tissus ne supportent pas sans contrainte et sans lutte la présence de corps venus du dehors. Mais c'est précisément à cause de cette nécessité d'expulsion, des accidents dont elle est précédée, accompagnée ou suivie, de la lenteur qu'elle met à s'accomplir, qu'il faut avoir recours de bonne heure à l'extraction pour prévenir des désordres assurés. A de très-faibles exceptions près, il n'y a pas de véritable et complète guérison pour une blessure, tant qu'elle renferme encore un agent vulnérant ; il reste une plaie fistuleuse, une dégoûtante infirmité, une suppuration qui, dans les circonstances les plus heureuses, se borne aux parties les moins importantes, et qui, dans d'autres cas, intéresse des organes plus précieux, avec tendance presque continue à la formation de phlegmons. Malgré l'autorité des noms de Hunter, de M. Jobert (de Lamballe) et autres, malgré les préceptes de Blandin, qui prétendait (*Gazette des Hôpitaux,* du 8 juin 1848) qu'il est même inutile de chercher à savoir si une balle est restée au fond d'une plaie, je me crois donc autorisé à dire :

1° Que, si des corps étrangers séjournent parfois sans inconvénients notables dans certaines parties, ces cas sont rares comparativement aux autres, et jamais exempts de gêne au moins intermittente;

2° Que ce séjour amène ordinairement des accidents consécutifs qui nécessitent l'extraction ultérieure, et forcent ainsi les patients à subir de nouvelles douleurs ;

3° Que ces accidents sont, dans un temps donné, inséparables de la présence des corps qui, par leur nature, ne partagent pas l'espèce d'immunité relative dont le plomb jouit parfois, mais rarement.

C'est donc rester dans une incertitude blâmable que d'abandonner à la nature l'élimination des corps étrangers. C'est marcher à l'inconnu que de ne pas les enlever ; c'est exposer les blessés à des maladies ou à des infirmités dont la durée, l'intensité, les conséquences, peuvent être sérieuses, et dont l'appréciation anticipée est impossible.

Il y a sans contredit moins d'inconvénients à laisser en place des corps arrondis, non déformés, inaltérables, qu'à négliger l'ablation de corps anguleux, tranchants, hérissés de pointes ; mais il y en a toujours. « Un corps étranger,
« écrivait Ledran, peut rester plusieurs années dans une
« partie sans qu'on s'en aperçoive, pourvu que sa surface
« lisse et polie ne fatigue en aucune manière les parties
« qu'il touche ; mais s'il y prend accroissement, ou si, par
« quelque mouvement, ses inégalités piquent ou déchirent
« les parties qu'il touche, cela y occasionne inflammation
« et conduit à une suppuration. Lorsqu'une fois elle s'est
« faite, elle ne cesse point tant que le corps étranger est
« dans la partie. Le séjour du pus, dont l'issue n'est pas
« bien libre, peut causer de grands ravages, soit dans les par-
« ties voisines par sa proximité, en y faisant des sinus con-
« sidérables, soit dans les parties éloignées, par métastase,
« soit dans le sang, si une petite portion du pus, sans cesse
« repompé, occasionne ces fièvres lentes ou ces cours de
« ventre que nous voyons souvent emporter les mala-
« des. »

Notons enfin qu'on ne sait jamais à quel corps on a affaire, ni quelle est sa forme, avant de l'avoir vu ou touché. Et quand on le voit, ou quand on le touche, n'est-il pas plus sage de l'extraire ? Ce raisonnement seul devrait suffire pour déterminer le chirurgien à l'exploration des plaies et à l'extraction immédiate des parties étrangères.

Il est donc avantageux, il est prudent, il est rationnel, il est nécessaire de pratiquer l'extraction, de la pratiquer dès le principe, et de la pratiquer toujours.

Je dis *toujours*, mais je ne dis pas *quand même*. Il est clair, en effet, que le sens de ce mot doit être renfermé dans les limites du possible et d'une sage réserve. S'obstiner à chercher un corps qui, après des tentatives moralement suffisantes et infructueuses , se dérobe avec constance ; ne quitter la partie que de guerre lasse, après avoir tourmenté le malade outre mesure ; éterniser d'inutiles perquisitions ; ce corps étant trouvé, vouloir l'enlever à tout prix, sans tenir compte des désordres majeurs que l'on peut occasionner, ce serait dépasser les bornes assignées par le devoir, la raison et une saine théorie. L'un de nos chirurgiens les plus éminents prononçait, à l'Académie de médecine, le 26 septembre 1848, des paroles qui expriment ma pensée tout entière. Ses convictions ont été puisées sur plus d'un champ de bataille ; c'est là aussi que les miennes ont commencé, pour se fortifier et se fixer définitivement dans cet asile de *trois mille anciens blessés sans cesse renouvelés*, dont je dirige le service chirurgical.

« Il faut, disait M. Bégin, et ce principe est, selon moi,
« au-dessus de toute contestation sérieuse, il faut extraire,
« autant qu'on le peut, les corps étrangers introduits dans
« les plaies d'armes à feu.- Ce n'est pas que je conseille,
« pour satisfaire à ce principe, de multiplier sans mesure
« des recherches douloureuses, de tourmenter les parties
« avec une insistance exagérée, en un mot, de déterminer
« des désordres plus nuisibles que ne pourrait l'être le
« corps étranger le plus agressif. Mais entre cette volonté
« de retirer toujours et à tout prix les corps étrangers, et
« cette opinion qu'ils sont inertes, qu'il n'y a qu'un faible
« intérêt à les en extraire, et qu'on doit les laisser quand ils
« ne se présentent pas pour ainsi dire d'eux-mêmes, il y a
« une différence énorme. Selon moi, l'indication de leur
« extraction est toujours présente, toujours le chirurgien
« doit chercher à la remplir ; mais il doit le faire avec la
« prudence et la mesure que la raison conseille. S'il réussit,
« il aura beaucoup fait en faveur du blessé ; s'il s'arrête de-

« vant l'impossiblité absolue ou devant la crainte de pro-
« duire des lésions additionnelles trop graves, il aura encore
« satisfait au principe, et, quels que soient les résultats de
« la blessure, il n'aura pas à se reprocher de les avoir laissés
« devenir funestes par son incurie. »

IIe PARTIE.

DES ESQUILLES.

Si les praticiens ne sont pas d'accord sur la nécessité d'enlever des plaies par armes à feu les projectiles et les substances étrangères qu'elles renferment, leur hésitation est bien plus grande et bien plus commune encore quand il s'agit d'en extraire les esquilles. Chez un bon nombre, la croyance est telle sur ce point, qu'ils repoussent toute idée d'extraction dans le cas où elles tiennent par quelques fibres charnues. Le respect de ces fragments est professé comme un point de doctrine, appuyé des noms les plus justement célèbres tant chez nos pères que dans les temps actuels. Cependant, combien de blessés n'ont-ils pas été les victimes de ce précepte pris trop à la lettre ! Combien de fois n'ont-ils pas regretté qu'on n'ait point agi autrement dans le pansement de leurs fractures !

En conseillant de ménager les esquilles, les défenseurs de ce système espèrent qu'elles parviendront à se souder, et pourront entrer comme parties intégrantes dans la formation du cal ; que, dans le cas contraire, la suppuration les entraînera sans effort, partant sans inconvénients ; ou que l'art venant tardivement au secours de la nature, l'extraction sera plus facile. Cet espoir est-il bien fondé ? C'est ce que je me propose d'examiner maintenant.

En dehors de toute division scolastique et au seul point de vue du traitement, les esquilles se rangent naturellement et d'elles-mêmes en deux ordres, savoir : celles qui sont actuellement nuisibles, et celles qui ne le sont pas. Les premières doivent évidemment être extraites sans retard, puisqu'elles causent des désordres ; il ne peut y avoir aucun doute à cet égard. La seule hésitation possible reposerait sur l'espoir que, remises dans une situation meilleure, elles cesseraient de provoquer des accidents. Mais d'abord, il serait plus facile et plus prudent de les enlever que de les replacer; ensuite, en supposant qu'on les eût réappliquées dans une position convenable, elles se retrouveraient dans le même cas et subiraient les mêmes chances que les secondes.

Cherchons si celles-ci, qui ne sont point actuellement nuisibles, ne le deviendront pas par la suite.

Dupuytren, dont le grand nom se rattachera éternellement à la chirurgie, a distingué les esquilles en *primitives*, *secondaires* et *tertiaires*. « Les premières, disent ses fidèles « interprètes, MM. Marx et Paillard, sont complétement sépa- « rées de l'os et des parties molles par le projectile au mo- « ment même de la blessure; elles sont tout à fait libres. « Les esquilles secondaires sont celles qui ne sont point « complétement séparées des os et des parties molles, qui « tiennent encore à ces dernières par des parties tendi- « neuses, musculaires, ligamenteuses... etc. Ces esquilles « sont éliminées par la suppuration au bout d'un temps « variable, huit, dix, quinze, vingt jours, un mois, et « même plus tard. Enfin les esquilles tertiaires résultent de « la contusion des os par les projectiles, dans les parties qui « entourent le lieu de la fracture, et que la nature produit « en vertu d'un travail particulier, travail qui est ordinai- « rement très-long à se faire, et qui dure quelquefois dix, « quinze ou vingt ans... Les premières doivent être enlevées « tout de suite; les secondes, dans le plus grand nombre des « cas, ne doivent l'être que lorsque leur extraction ne « pourra être accompagnée de dangers d'hémorragie, de « douleurs vives, et seulement quand elles auront été plus « ou moins complétement détachées par la suppuration. « Quant aux troisièmes, elles ne doivent être enlevées que « lorsque la nature aura complétement achevé son travail « d'élimination. »

Cette clasification du grand maître établit clairement ce qui se passe dans les fractures par coups de feu; mais il m'est impossible d'accepter aussi facilement les déductions thérapeutiques qu'il en tire; on verra tout à l'heure pourquoi.

Des esquilles primitives.

On peut distinguer deux espèces d'esquilles primitives. Quand un projectile brise comminutivement un os d'une certaine épaisseur, il y a fréquemment des éclats qui s'en isolent d'une manière absolue, sans conserver les traces d'aucune fibre molle ; ils appartiennent à l'épaisseur même de l'os et non à sa table externe. Il arrive là ce qui advient lorsqu'on rompt une branche d'arbre recouverte de son écorce ; des parcelles s'en détachent parfois en entier et tombent sans obstacle. D'autres esquilles provenant de la surface extérieure de l'os sont non-seulement enlevées à l'organe fracturé, mais encore violemment arrachées aux tissus auxquels elles donnaient des points d'attache. Celles-ci sont couvertes de lambeaux de ces chairs naguère adhérentes, dont elles sont maintenant tout à fait séparées. Si cette distinction entre les esquilles primitives n'a point été faite, elle n'en existe pas moins, ainsi qu'ont pu s'en convaincre tous ceux qui ont donné quelque attention à l'examen des fractures communitives.

.. Les premières, ne portant pas de traces de fibres charnues, sont pour tout le monde, je crois, de véritables corps étrangers dans la solution de continuité : je dirai même que ce sont des corps étrangers de la pire espèce, eu égard aux aspérités dont elles sont ordinairement hérissées. Presque toujours oblongues, déliées, amincies, très-aiguës, elles piquent les chairs au milieu desquelles elles ont été violemment poussées, et y déterminent une irritation qui peut avoir les suites les plus fâcheuses. On doit les enlever avec soin, autant que possible ; je ne pense pas qu'il existe aucun chirurgien dissident. Quant à celles que recouvrent encore des lambeaux de muscles ou d'autres tissus, certaines personnes, se fondant sur des exemples quelque peu apocryphes de réunion de parties totalement séparées, telles que le nez dont parle Garengeot, tentent leur conservation et cherchent à les remettre en place. Une semblable pratique a lieu de surprendre ; car il est de toute évidence que ces fragments osseux, ainsi séparés, sont des corps étrangers, irritants comme les précédents, présentant les mêmes aspérités, les mêmes pointes, les mêmes inconvénients. Heureusement pour les blessés, les partisans de ces tentatives sont rares, mais, quelque rares qu'ils soient, ils sont toujours trop nombreux : une saine chirurgie répudie leur conduite d'une manière absolue. Il n'est pas plus sage d'attendre que la nature expulse d'elle-même ces corps désormais privés de la vie, car leur élimination ne se fera jamais sans efforts, et sans épuiser plus ou moins le malade.

Des esquilles secondaires.

Un raisonnement mieux justifié peut-être fait rechercher la conservation des esquilles secondaires. On comprend, en effet, que l'on espère la cicatrisation de parties dans lesquelles se trouvent encore des éléments de vie, et qu'une temporisation, sage en apparence, les fasse respecter. On sait que les parties molles sont susceptibles, en pareil cas, de contracter des adhérences complètes, et de reprendre l'exercice de leurs fonctions, pour peu qu'elles tiennent encore par un simple pédicule. Le fait de castration presque totale et guérie, que j'ai publié dans la *Gazette des hôpitaux*, en 1849 ; celui de la séparation à peu près entière d'un avant-bras, guéri sous mes yeux par Larrey, et dont j'ai déjà parlé dans le compte-rendu de la première expédition de Constantine, sont, entre mille autres consignés dans les auteurs, des exemples de cette réunion que personne ne songe à nier.

Je le répète donc, il n'est pas étonnant que beaucoup de praticiens cherchent à étendre à tous les tissus des tentatives de réparation dont les succès se montrent dans les os mêmes.

Il est inutile de remonter dans l'histoire de la science, et d'inscrire ici l'opinion de nos devanciers sur le respect que l'on doit avoir, d'après eux, pour les esquilles adhérentes : on retrouve partout ce point de doctrine. Les noms les plus célèbres se lient à ce précepte, adopté par un grand nombre de nos plus illustres contemporains. Percy partageait ces idées, quand il écrivait dans son *Manuel du chirurgien d'armée* : « Il faut bien se garder de les arracher, pour peu « qu'elles tiennent encore. C'est une défense qu'ont faite les « auteurs de tous les siècles, et notamment Hippocrate, qui « le premier a averti des dangers de cette précipitation..... « Lorsque rien ne s'y oppose, on remet en place celles dont « on peut espérer le recollement. »

De son côté, Larrey, dans sa clinique, établit ainsi la même distinction : « Il faut extraire les esquilles mobiles, isolées « ou déplacées, remettre en rapport celles dont on peut es-« pérer la soudure avec le reste de l'os ; en faire, dans « quelques cas, la résection. »

« Si des fragments d'os, des esquilles, *sont libres* ou en-« foncés au milieu des chairs, on en fait l'extraction », professe M. Velpeau dans sa médecine opératoire.

« Je n'extrais jamais les esquilles, » dit enfin plus exclusivement M. Jobert (de Lamballe), dans la séance de l'Académie de médecine, du 26 septembre 1848.

Ces quelques citations, jointes aux règles de Dupuytren, ci-dessus relatées, résumeraient l'état général de la thérapeutique à ce sujet, si nous ne voyions, à côté des hommes si compétents que nous venons de nommer, MM. Bégin, Roux, Baudens, Malgaigne, Huguier, s'inscrire dans le camp opposé.

Les auteurs qui préconisent l'expectation veulent, on le voit, qu'on enlève les esquilles *libres*, et qu'on replace celles *dont on peut espérer la soudure.* Je demande tout d'abord ce qui donnera jamais la prescience positive de cette cicatrisation finale ? A quoi reconnaîtra-t-on dès le principe si elle se fera ou si elle ne se fera pas ? Ne retrouve-t-on pas ici cette même incertitude dont j'ai parlé précédemment ? N'est-ce pas encore au hasard que se confient les sectateurs de cette doctrine ? Malgré toute l'autorité des noms qui la protégent, je n'hésite pas à dire que cette distinction spécieuse expose à de graves accidents consécutifs, dont la non-formation du cal, sa rupture, l'amputation du membre, ne sont pas toujours la terminaison la plus funeste.

Pendant que le cal s'opère, les esquilles non extraites

n'affectent point une position uniforme. Le travail de réparation peut se passer *au-dessous* d'elles, *au-dessus* d'elles, ou *à côté* d'elles.

La première de ces positions exige un certain intervalle, un certain écartement entre l'éclat osseux et la surface dont il est détaché. Dans cet espace se fait un épanchement de sang ou d'autres liquides : les parties sus-jacentes s'opposent à leur libre écoulement et à leur abstersion ; c'est un premier empêchement à la formation du cal. Parfois aussi des fibres charnues s'interposent à cet écartement ; Samuel Cooper en rapporte un exemple ; Dupuytren en a vu un autre ; Larrey nous disait en avoir observé deux à très-courte distance. C'est un nouvel obstacle réel et sérieux, quoiqu'il ne soit pas constant. Le fait signalé par M. Bérard, d'une clavicule fracturée et consolidée par deux espèces d'arcades laissant entre elles le muscle sous-clavier ossifié à son tour, tend sans doute à infirmer la gravité du pronostic, mais il ne la détruit pas.

Le cal reste pendant quelque temps à l'état mou ou cartilagineux ; il existe alors une turgescence plus ou moins grande dans sa *gangue*. Si sa surface externe est en contact avec la face interne de l'esquille, il y a un frottement ou une pression inévitable. Or, la surface osseuse ancienne est couverte d'aspérités dues à l'arrachement violent qu'elle a subi. Sa pression sera donc une cause permanente d'irritation, d'autant plus grande que ces pointes seront plus nombreuses et plus saillantes. Il sera, sinon impossible, du moins bien rare de voir le cal se former ; la suppuration ne manquera guère de neutraliser les efforts réparateurs de la nature. Ce motif devrait suffire pour commander l'ablation de l'esquille. Si celle-ci est à une certaine distance de l'os, si elle s'en trouve assez éloignée pour ne pas toucher au cal, l'inconvénient signalé n'arrivera pas, il est vrai ; mais n'étant point en contact avec lui, elle ne devra plus se souder : dès lors, à quoi bon la conserver ?

Pour les esquilles que recouvre le cal, les indications sont plus obscures ; la nécessité de leur extraction est moins apparente. Ici, comme ailleurs, quand le cal commence, les

tissus qui en forment la matrice sont d'abord tuméfiés ;
puis la matière osseuse se dépose au moment marqué par
la nature. L'os nouveau prend de l'accroissement ; il enve-
loppe plus ou moins exactement l'esquille sous-jacente ;
quelquefois la fracture se consolide aussi bien que possible.
Mais ces succès sont loin d'être habituels. Le cal, même
dans les circonstances les plus favorables en apparence, est
souvent arrêté, et l'on voit sortir par la plaie non fermée ou
réouverte le fragment que l'on croyait soudé. On trouve
presque toujours alors sa lame extérieure lisse, unie, comme
à la suite d'une macération ; elle n'a pour ainsi dire pas été
altérée. Si, au contraire, on scie convenablement un os dont
la réparation ancienne s'est faite dans les conditions heureuses dont je viens de parler, on cherche ordinairement
en vain une véritable délimitation entre le cal et l'esquille :
la lame externe de celle-ci à disparu ; l'os ancien et l'os
nouveau forment un tout homogène et continu. C'est que
cette lame externe a été d'abord détruite ou absorbée, et
que cette soustraction était nécessaire à l'accomplissement
du travail. La différence de résultat dans les deux cas tient
peut-être à cette seule cause : disparition dans l'un, per-
sistance dans l'autre, de cette lame à tissu lisse et compact.
S'il m'était permis d'employer l'expression adoptée dans
les arts, je dirais que le cal *ne mord pas* sur cette face, et
glisse sur elle. Il est plus exact de dire que la membrane
granuleuse et les bourgeons charnus ne se développent pas
aisément sur elle, et que l'adhésion ne s'y fait qu'avec
difficulté. Les tissus nouveaux s'organisent mieux avec une
surface nouvelle, placée dans de meilleures conditions ; les
granulations surgissent sur les points de l'esquille, altérés par
l'absorption, et avec elles survient la consolidation désirée.

Il est impossible de prévoir comment se conduiront à cet
égard les esquilles couvertes par le cal, dans les fractures
avec suppuration ; en les respectant, on se confie donc
encore au hasard. Elles peuvent reprendre vie, comme elles
peuvent être éliminées plus tard. Dans ce dernier cas, la
guérison aura été retardée ; le malade aura souffert, le chirurgien regrettera sa prudence exagérée.

Toutes les positions ne sont pas favorables à l'englobement des esquilles par le cal. Pour que la réussite couronne les tentatives faites dans le but de l'obtenir, il est à peu près indispensable qu'elles soient appliquées à plat sur les os. Quand une cause quelconque les place verticalement, elles deviennent *engaînantes*. Soit qu'elles s'enfoncent dans le tissu médullaire ou aréolaire de l'os, soit qu'elles pénètrent dans le cal, elles déterminent des accidents inflammatoires qui réclament impérieusement leur élimination. Lorsqu'elles se trouvent à plat et convenablement posées, la contraction des fibres musculaires, s'il en est encore qui leur adhèrent, et la turgescence des parties voisines, pourraient bientôt les déranger, si l'on n'exerçait sur elles une pression durable. Or, on ne peut pas connaître ce qui résultera d'une telle compression. Elle réussira peut-être, mais peut-être aussi échouera-t-elle ; dans tous les cas elle ne se fera pas sans douleur. D'ailleurs, il sera nécessaire de pratiquer certaines manœuvres sur le fragment osseux lui-même, pour lui donner la position voulue, et pour dégager *son lit* des tissus qui peuvent s'être interposés. Ne vaut-il donc pas mieux l'extraire, puisqu'on la tient, que d'exposer les malades aux dangers ultérieurs déjà signalés ? Si le travail de consolidation commence *à côté* des parcelles osseuses, que se passe-t-il ? Le cal gagnant de proche en proche, bientôt il les *recouvre*, ou bien il passe *sous elles*, et l'on se trouve dans une des deux conditions précédentes ; il se pourrait aussi que l'œuvre réparatrice s'arrêtât à la périphérie de l'esquille, pour s'organiser et se souder avec elle. Dans ce cas, les aspérités de celle-ci agiraient sur le cal aux points de contact, tout comme agissent celles de ces esquilles restées en dehors.

Quelquefois le cal se fait simultanément au-dessus et au-dessous d'un fragment osseux détaché. Un militaire de l'armée d'Afrique, dont le bras dut être amputé, présentait cette variété. Je considère cette esquille *enchâtonnée* comme une fâcheuse complication, car elle réunit tous les inconvénients des trois espèces précédentes.

« Un degré manifeste d'irritation est indispensable à la

« formation régulière du cal, dit M. Bégin dans ses éléments
« de chirurgie. » Cette assertion est de la plus exacte vérité ;
on a lieu de s'étonner qu'elle ait pu être contredite ou révo-
quée en doute. Mais ici, comme dans la réunion des parties
molles, l'irritation doit être modérée.

On connaît les résultats déplorables d'une vive inflammation sur la formation des cicatrices en général ; et qu'y a-t-
il de plus propre à la développer et à l'entretenir que la
présence d'un éclat constamment irrégulier, aigu ou tranchant, qui pique et lacère les organes ?

N'est-il pas pour eux une cause incessante de surexcitation, jusqu'au moment du moins où ses aspérités ont été
complétement émoussées ? On peut dire que cette irritation
se fondant avec celle qui existe déjà, et qu'entretiennent à
un plus haut point encore les bouts d'os dont on veut ten-
ter la consolidation, elle devient d'un intérêt tout secondaire. Un tel raisonnement serait un pur paradoxe, et ne
pourrait être sérieux : car, de ce qu'une partie est irritée par
un corps, il ne s'ensuit nullement qu'elle doive l'être par
deux ; et, s'il y a déjà une cause d'hyperstimulation, ce
n'est pas un motif pour ne pas éliminer la seconde.

On se tromperait encore d'une manière étrange, si l'on
croyait qu'après leur soudure les esquilles rentrent constamment dans la règle commune de la vie des os, et qu'elles font
pour toujours partie de ceux-ci. On voit très-souvent, au contraire, ces fragments adhérer seulement par certains points de
leur surface, et rester isolés par d'autres. Quand un travail
morbide s'établit dans la partie réparée, soit qu'un choc ou
une pression le détermine, soit qu'il provienne de tout
autre motif, l'un de ses premiers effets est la destruction des
adhérences osseuses. Les esquilles redeviennent libres au
milieu des tissus, ou du moins elles n'ont plus que des attaches charnues. Elles irritent et enflamment les chairs, et
donnent naissance à un travail d'élimination dont l'issue est
loin d'être constamment heureuse.

Comme on vient de le voir, s'il y a des circonstances favorables à la soudure des esquilles mobiles ; si quelques-
unes sont susceptibles d'être englobées par le cal et de con-

courir à une heureuse réparation, l'on en rencontre de bien plus nombreuses dans des conditions tout à fait inverses. La non-consolidation est le cas le plus fréquent ; leur présence détermine des lésions secondaires, dont l'expulsion spontanée ou l'extraction sont la suite indispensable. Toutes ces circonstances ne peuvent être ni prévenues, ni prévues dès l'origine ; il n'est guère plus aisé de les empêcher de naître que d'y remédier, si ce n'est par l'extraction faite en temps opportun. Enfin, les esquilles partagent tous les inconvénients signalés dans la première partie de ce mémoire, comme inhérents à la présence des projectiles et des substances venues du dehors. Je demande donc encore si le praticien, qui s'expose à tant de complications à peu près assurées en respectant ces fragments, agit avec prudence. En théorie, il a tort de s'abandonner aux éventualités d'une réussite problématique ; en fait, il a tort de laisser surgir et se prolonger, pendant un temps indéterminé, des douleurs, des inquiétudes, des infirmités, dont un raisonnement bien entendu peut le mettre à l'abri. Il a donc tort de toutes les manières.

Concluons-en que dans les plaies par armes à feu l'on doit extraire, autant que possible, toutes les esquilles mobiles, détachées ou non, et qu'il convient de le faire dès le principe. C'est là une règle générale dont les exceptions sont excessivement restreintes.

Pour donner plus de poids à ce précepte, pour lui imprimer un cachet d'irrécusable autorité, j'inscrirai ici l'opinion d'auteurs dont personne ne niera la compétence.

« Je crois, dit M. Bégin, dans sa *Médecine opératoire*, « que dans toute fracture accompagnée de plaie, et avec « fragments nombreux, le chirurgien doit enlever, non-seu- « lement les pièces d'os entièrement détachées, mais en- « core toutes celles qui sont mobiles, vacillantes et suscep- « tibles d'être amenées au dehors sans nécessiter de trop « grands délabrements. » A cette première profession de foi, il ajoute, dans sa communication à l'Académie, du 26 septembre 1848 : « Je ne connais pas de précepte plus er- « roné et plus dangereux en chirurgie que celui qui consiste

« à respecter, à maintenir les fragments d'os en partie déta-
« chés dans les fractures. Ces fragments ne reprennent
« presque jamais leur vitalité ; ils ne se réunissent pas au
« corps de l'os. »

En 1830, M. Roux prescrivit « d'enlever toutes les esquilles, tous les fragments visibles de ces os, fragments quelquefois si nombreux, même ceux qui semblent avoir conservé quelque adhérence avec le périoste, avec les chairs. Il est
très-rare, en effet, que ces fragments, quand on les conserve,
prennent part à la consolidation ; le plus ordinairement ils y
nuisent par leur présence même, et en s'opposant au contact
immédiat des grands fragments entre lesquels ce travail
doit s'accomplir, en même temps qu'ils excitent ou entretiennent une longue suppuration. »

De son côté, M. Baudens écrit dans sa *Clinique des plaies
d'armes à feu :* « Je pense qu'il est sage d'extraire le plus
tôt possible toutes les esquilles mobiles, qu'elles soient libres
ou adhérentes.

« Retirés sur-le-champ, ces corps étrangers, toujours plus
ou moins déviés de l'axe de l'os, dont ils faisaient partie,
cessent d'irriter et de déchirer les chairs, et laissent un vide
propice au développement de l'inflammation, dont la marche sera désormais régulière, parce que la plaie, devenue
simple, est exempte de complications. L'extraction de ces
corps étrangers, qui sont restés en place pendant plusieurs
jours, a encore pour effet d'arrêter les accidents, et d'opérer,
sur la partie actuellement le siége d'une inflammation
souvent phlegmoneuse, un dégorgement des plus salu-
taires. »

M. Malgaigne, à son tour, est d'avis que « quand la suppuration est inévitable, les esquilles constituent une complication des plus graves ; elles sont là, au milieu des chairs,
comme autant de corps étrangers qu'il importe d'extraire
le plus tôt possible.

Enfin M. Huguier avait sans doute la même opinion
quand il disait à l'Académie, le 26 septembre 1848, qu'il
faut extraire les esquilles le plus promptement possible,
excepté celles qui adhèrent encore largement aux os ou au

périoste ; *encore plus tard*, ajoute-t-il, *sera-t-on souvent forcé de les extraire, parce qu'elles se nécroseront ou blesseront les chairs par leur mauvaise direction.*

Observations cliniques relatives aux esquilles non extraites.

La nécessité théorique d'extraire les esquilles mobiles, adhérentes ou non, me semble déjà suffisamment établie par ce qui précède. Je vais néanmoins l'étayer d'une série d'observations cliniques, en faisant remarquer qu'il ne sera question que d'esquilles formées au moment des blessures, et non de fragments détachés ultérieurement par suite d'un travail d'absorption dans les os.

XXIIIe *Obs.* Pendant la retraite de Constantine, en 1836, un soldat eut le bras gauche fracturé par une balle, à 8 centimètres au-dessous du col de l'humérus : six esquilles furent enlevées ; deux autres, paraissant dans de bonnes conditions, furent réappliquées. Deux mois après, lorsque tout présageait une heureuse issue, la plaie, presque cicatrisée, s'élargit, la gangrène se déclara ; j'amputai dans l'article. L'inspection du membre nous montra le travail du cal assez avancé ; une virole osseuse peu dure encore enveloppait les fragments et les esquilles. L'une de ces dernières, pressée par le cal, s'était affaissée dans son lit, et, devenue engaînante, elle s'était enfoncée dans le canal médullaire, dont les cellules avaient disparu en ce point. Agissant là comme un corps étranger, elle avait déterminé les accidents survenus.

XXIVe *Obs.* El-Mahdi-bou-Aoued, l'un des cent prisonniers arabes blessés que nous amena, à l'hôpital d'Oran, le 18 novembre 1843, l'affaire du général Tempoure contre le bataillon régulier d'Abd-el-Kader, avait les coudes brisés : l'articulation du côté gauche était broyée ; les fragments du condyle, retournés dans la plaie, causaient de vives douleurs; l'avant-bras était pendant. Du côté droit, les désordres étaient moins graves; les esquilles avaient gardé leur position naturelle dans l'articulation, car le projectile, respectant celle-ci, avait frappé l'humérus au-dessus des condyles, et avait causé une fêlure sans déplacement. Les débris osseux situés en dehors de l'articulation furent enlevés, et, tout en amputant le bras gauche, je tentai la conservation du droit. Le membre amputé guérit promptement ; mais il n'en fut pas de même de l'autre. Trois mois après, je dus extraire les surfaces articulaires brisées, respectées jusque-là. Leur soustraction fut suivie d'une guérison avec ankylose, malgré les nombreux accidents intervenus.

XXVe *Obs.* Domergue, habitant de Bône, reçut, le 19 février 1836, un coup de feu au tiers inférieur de la cuisse droite ; le fémur fut fracturé. Après avoir retiré plusieurs esquilles détachées, j'en replaçai une dont le volume était assez considérable, et qui tenait à de nombreuses fibres charnues. Pendant deux mois et demi tout se passa bien et j'espérais un succès complet ; mais, le 6 mai, il survint, sans cause extérieure, un travail éliminatoire qui s'accompagna de pourriture d'hôpital, et le malade succomba le 19. L'esquille n'était pas soudée dans le cal ; entre elle et la partie de l'os dont elle avait été arrachée, je trouvai une couche de pus qui s'opposait à toute réunion.

XXVIe *Obs.* Ali-ben-Ahmed, prisonnier arabe, fut admis à l'hôpital de Bône, le 4 décembre 1835. Son bras gauche avait été fracturé comminutivement dans sa partie moyenne par une balle reçue quelques jours auparavant. Après l'ablation de plusieurs parcelles osseuses, les bouts supérieur et inférieur de l'humérus furent mis en rapport. Une esquille appartenant à la face externe de ce dernier fragment avait environ 6 centimètres de longueur sur une grosseur égale à celle du petit doigt : elle formait environ le cinquième du cylindre de l'os. Assez fortement maintenue par les chairs, elle me parut devoir être conservée, d'autant plus que sa soustraction devait affaiblir le volume de l'humérus d'une manière notable ; elle fut donc replacée. Les phénomènes ordinaires se passèrent tranquillement, et, trois mois après, la fracture était assez bien consolidée, les plaies étaient fermées. La position particulière de ce malade me le fit néanmoins conserver à l'hôpital, car, à sa sortie, il devait coucher sur la dure et travailler comme ses compagnons de captivité. Il ne faisait rien dans nos salles ; aucun effort manuel, aucun mouvement violent ne vint entraver l'œuvre de la nature. Rigoureux observateur des lois de l'Islamisme, dans ce moment où l'on célébrait le jeûne du Rhamadan, il ne mangeait qu'une fois par jour, et son repas consistait en riz au lait. Cependant une certaine tension se manifesta tout à coup dans le bras, sur lequel on n'exerçait plus aucune constriction depuis longtemps. La tuméfaction augmenta ; la cicatrice d'entrée de la balle, située en avant et un peu en dehors, se boursoufla et se rompit. Bref, les choses en vinrent à un tel point, qu'il me fallut faire une longue incision et enlever l'esquille, dont la soudure avait duré si peu de temps : après son extraction, la plaie se cicatrisa. Chose assez remarquable, la consolidation de la fracture elle-même, que nous nous attendions à voir détruite par le travail d'élimination, ne souffrit pas le moins du monde.

XXVIIe *Obs*. Augusto, jardinier maltais, entra vers la même époque dans mes salles. Il avait reçu, au tiers inférieur de l'avant-bras gauche, un coup de feu qui avait fracturé le radius. La blessure se trouvait à peu près dans les mêmes conditions que la précédente. Je suivis la même conduite. Cinq mois après son entrée à l'hôpital, ce malade sortit, se croyant bien guéri. Au bout de six semaines, il revint avec des accidents inflammatoires assez graves pour me déterminer à faire une incision, qui me permit d'enlever une esquille, primitivement replacée, soudée en partie, et en partie détachée. Pendant quelque temps le cal interrompu me donna des craintes sérieuses ; mais tout se calma, et Augusto conserva son membre.

XXVIIIe *Obs*. Cottebise, lieutenant honoraire à l'Hôtel des Invalides, reçut, à Saint-Jean-d'Acre, en l'an 7, une balle qui fractura l'humérus au quart supérieur. Les esquilles détachées furent enlevées, et l'on mit les autres en rapport. La guérison se fit en apparence ; mais les plaies s'ouvrirent à plusieurs reprises, pour donner passage à deux de ces dernières. Toute consolidation disparut, et ce militaire porte encore aujourd'hui une fausse articulation. Depuis son admission à l'Hôtel, Sabatier et Yvan, mes prédécesseurs, ont retiré trois esquilles ; l'ablation de la dernière, faite en 1828, a été suivie de la guérison définitive des plaies.

XXIX⁰ *Obs.* Raynal reçut, en 1814, une balle oblique qui brisa le cubitus droit dans son quart supérieur. On n'enleva aucune esquille adhérente.

Pendant vingt ans, les plaies se sont alternativement fermées et ouvertes, pour fournir chaque fois de nouveaux fragments osseux.

XXX⁰ *Obs.* Creton eut le bord externe du scapulum gauche brisé par un projectile, en 1809, à Essling. Pendant longtemps le malade resta en traitement, et dix-huit esquilles sortirent successivement. En 1814, la dernière fut retirée à Strasbourg, par la cicatrice, rompue de nouveau.

XXXI⁰ *Obs.* Dupuch reçut, dans le Tyrol, en 1797, un coup de mitraille qui lui fractura la jambe gauche. Le malade fut l'objet des soins les plus affectueux, et l'on ménagea les esquilles. Mais ces efforts furent inutiles, une interminable suppuration fit recourir, après bien des souffrances, à l'amputation du membre.

XXXII⁰ *Obs.* Martin (Charles) fut frappé, en 1811, par une balle espagnole qui fractura le fémur droit, un peu audessus du genou. Quinze esquilles furent successivement enlevées avec le temps, et le cal finit par s'établir. En 1823, l'une des plaies s'ouvrit; l'exploration fit reconnaître un nouveau fragment osseux, dont l'ablation amena la guérison si longtemps attendue.

XXXIII⁰ *Obs.* Broussais eut le bras gauche brisé à Friedland, en 1807, dans son tiers supérieur. On retira les parcelles osseuses, et l'on en réappliqua d'autres. Celles-ci furent, pendant cinq ans, un obstacle à la guérison, qui ne se fit qu'après leur extraction.

XXXIV⁰ *Obs.* Rech eut la cuisse gauche brisée dans son tiers moyen, à Eckmühl, en 1809. On enleva plusieurs esquilles pendant vingt-cinq mois ; puis la consolidation se fit, avec ankylose du genou et raccourcissement. Depuis dixhuit mois le malade se croyait entièrement guéri, lorsqu'une cicatrice s'ouvrit et laissa passer un fragment osseux. A trois autres époques, même rupture de cicatrices; même résultat. En 1816, de nouveaux accidents survinrent, et, par une plaie rouverte, on put extraire, avec une dernière parcelle d'os, une portion de balle coupée, qui séjournait dans le membre depuis sept ans.

XXXV⁰ *Obs.* Rousseau reçut une balle sur l'extrémité inférieure du cubitus, à Essling. Après les premiers accidents, qui se calmèrent sans qu'on fît aucune extraction, la plaie resta ouverte et fistuleuse pendant deux années, livrant passage à de fréquentes esquilles effilées et très-tenues. La guérison ne se fit qu'après leur sortie.

XXXVI⁰ *Obs.* Carlus eut la mâchoire inférieure brisée en 1815. Dans ces moments de presse et de revers, on ne s'occupa guère d'enlever les esquilles ; on se contenta de les replacer le mieux qu'il fut possible. Pendant deux ans ces fragments se présentèrent les uns après les autres, et s'opposèrent à la guérison. L'on a ainsi retiré une bonne partie de la portion antérieure du côté droit de l'os maxillaire, puis la cicatrisation s'est faite. Cet invalide porte aujourd'hui un menton d'argent.

XXXVII⁰ *Obs.* Legrand, caporal, eut la jambe brisée dans son tiers supérieur, à Waterloo. Les fragments mis en rapport parvinrent à se cicatriser, et le militaire conserva son membre. Mais il y eut pendant trois ans des alternatives constantes d'occlusion et d'ouverture des plaies, dont on retira ainsi dix-sept esquilles successives.

XXXVIII⁰ *Obs.* Legrand, soldat, reçut, en 1793, dans la Vendée, une balle qui traversa le fémur au-dessus des condyles et entre eux, sans le fracturer. On se contenta de traiter cette lésion comme une plaie ordinaire sans s'occuper des parcelles osseuses. Celles-ci mirent vingt-sept mois à sortir, et la guérison eut lieu seulement alors.

XXXIX⁰ *Obs.* Charpentier venait d'abattre cinq Autrichiens à ses pieds en 1805, quand un sixième le frappa d'une balle, à un centimètre au-dessus du bord orbitaire supérieur droit. Le projectile resta dans la plaie, d'où le malade le retira lui-même huit jours après, à l'aide de son couteau. On enleva successivement sept petites esquilles, dans les diverses ambulances qu'il parcourut. Pendant quelque temps il en resta une plus forte , déprimée et cachée dans l'orbite, comprimant le globe oculaire, dont les fonctions était tout à fait suspendues. De vives douleurs se faisaient sentir, elles ne disparurent qu'après l'extraction de ce corps. La vue se rétablit alors, et maintenant, à l'âge de 87 ans, Charpentier lit sans lunettes.

XLe *Obs.* Arcelin eut la jambe droite fracturée dans sa partie moyenne par un boulet, en 1813. On n'enleva que les esquilles entièrement détachées. Jusqu'en 1834, il survint à chaque instant des abcès, dont l'ouverture amena toujours des fragments osseux, sur la réunion desquels on avait trop compté.

XLIe *Obs.* Colombée eut l'avant-bras brisé en Autriche, en 1809. Pendant deux ans, on retira successivement vingt-six esquilles ; la guérison définitive se fit après leur ablation.

XLIIe *Obs.* Gibert reçut à Coïmbre, en 1810, une balle qui lui fractura l'humérus. On n'enleva pas d'autres éclats d'os que ceux qui se présentèrent libres. La guérison se fit attendre pendant trois ans, durant lesquels on dut extraire sept esquilles successives.

XLIIIe *Ob.* Au passage de l'Adige, en 1801, Lecocq reçut une balle qui lui fracassa la jambe droite. Les esquilles détachées furent seules enlevées ; on réappliqua les autres, et le membre fut conservé.

Pendant vingt-cinq ans des abcès successifs se formèrent pour expulser des fragments de dimension variable. En 1834, Lecocq se fractura cette jambe, en se tournant dans son lit, et cet accident nécessita l'amputation de la cuisse. Le tibia et le péroné présentaient de véritables coques boursouflées au milieu desquelles existait encore un travail d'élimina-tion.

XLIVe *Obs.* En 1797, Chéron reçut, au passage du Rhin, un coup de biscaïen un peu en arrière et au-dessus de l'é-pine iliaque antéro-supérieure gauche. Le projectile sortit près de l'épine dorsale. Pendant deux ans, on retira des esquilles abandonnées, avant que la guérison pût s'accomplir.

XLV⁰ *Obs.* Dagniaux eut la jambe brisée en Silésie, en 1813 : on n'enleva aucune esquille, mais pendant quatre ans et demi que les plaies suppurèrent, il en sortit un grand nombre; j'en ai même encore extrait une en 1846.

XLVI⁰ *Obs.* Marion eut la partie moyenne du fémur gauche fracturée par une balle, à Fleurus, en 1815. On tenta la conservation du membre, en replaçant les éclats osseux adhérents. Pendant six ans il fallut faire de fréquentes incisions, pour retirer vingt-quatre de ces fragments.

XLVII⁰ *Obs.* Derat eut l'humérus droit brisé par une balle, en 1814, dans la Champagne. On respecta quelques esquilles non détachées, mais elles sortirent peu à peu, et entretinrent des plaies fistuleuses pendant plus de trois ans.

XLVIII⁰ *Obs.* Parisot reçut une balle sur la face dorsale du métacarpe, en l'an VII, dans le royaume de Naples ; au bout de six mois la blessure fut réputée guérie. Pendant trois années consécutives, elle ne cessa de s'ouvrir et de se fermer, laissant sortir chaque fois de petites esquilles.

XLIX⁰ *Obs.* Bertrand eut le cubitus gauche fracturé dans la Vendée, en l'an IV; on retira quatre esquilles, et l'on croyait les plaies bien cicatrisées, quand, un an plus tard, elles s'ouvrirent d'elles-mêmes et nécessitèrent l'ablation de nouveaux fragments dont l'issue amena la guérison.

L⁰ *Obs.* Menant eut l'humérus brisé, en 1807. Quatre esquilles furent enlevées successivement, et le malade espérait une guérison prochaine, mais elle se fit attendre pendant six ans. Durant ce long espace de temps, l'une des plaies n'a jamais cessé de suppurer. L'extraction d'un fragment osseux assez volumineux, négligé jusque-là, amena la cicatrisation.

LI⁰ *Obs.* Renout reçut une balle en Portugal, en 1809. L'humérus droit fut brisé, et l'on tenta la conservation du membre, sans faire d'extraction. Sept mois après la blessure, on retira le projectile, avec quelques esquilles libres. La consolidation se fit, mais jamais il n'y eut de cicatrice durable. Plusieurs esquilles se sont successivement fait jour ; la dernière est sortie le 25 juin 1847.

LIIe *Obs.* Faudier eut le tibia droit écorné, mais non fracturé, par une balle autrichienne, en l'an VII. On espéra que l'os n'étant pas rompu, la cicatrisation des esquilles pourrait se faire. Cette attente fut trompée. On dut les extraire successivement pendant trois ans que la blessure mit à se fermer.

LIIIe *Obs.* Roussel reçut à Austerlitz, en 1805, un vigoureux coup de sabre à la partie supérieure et postérieure du crâne. Il y eut fracture et dépression ; le trépan fut appliqué. Après l'opération, l'on maintint en place une esquille encore adhérente, due à la table externe du pariétal. Le malade guérit, mais, au bout de trois mois, on avait dû enlever l'esquille, qui entretenait une suppuration continuelle dont l'extraction fit justice.

LIVe *Obs.* Hervieux reçut en 1813, près de Bayonne, une balle qui lui brisa le coude gauche ; on l'amputa et il guérit. Mais il avait reçu, en même temps, un autre coup de feu à l'angle gauche de l'os maxillaire inférieur. Après l'ablation de plusieurs esquilles détachées, on en conserva deux plus considérables, encore adhérentes. Cinq mois après, il fallut en extraire une, et l'autre dut être enlevée au bout d'une année d'une suppuration qui ne cessa qu'à partir de ce moment.

LVe *Obs.* Brossard eut la jambe droite fracturée à Courtray, en 1794. On respecta les esquilles adhérentes. Pendant deux ans d'une incessante suppuration, il sortit des fragments osseux dont l'élimination seule amena la guérison.

LVIe *Obs.* Bonneau eut la jambe gauche fracturée par une balle, en Espagne, en 1810. Pendant trois ans la blessure ne cessa de s'ouvrir et de se fermer, pour laisser échapper des esquilles négligées d'abord.

LVIIe *Obs.* Sanguin reçut une balle sur l'épine iliaque antéro-supérieure droite, et un boulet au genou gauche. On amputa la cuisse de ce dernier côté ; l'opération réussit. On

4.

négligea les esquilles dépendantes de la lésion de l'os coxal. Il fallut vingt et un mois pour cicatriser cette blessure, dont on retira successivement neuf parcelles osseuses.

LVIII*e* *Obs.* En 1794, Delattre reçut, à Maëstricht, un biscaïen qui lui fractura l'humérus à son quart inférieur. On enleva quelques esquilles, et l'on en replaça d'autres ; l'ankylose se fit. Mais, pendant sept ans, il y eut une succession presque continuelle d'abcès, amenant l'issue de parties d'os plus ou moins grosses. L'extraction de la dernière, faite en 1801, a permis à la cicatrisation définitive de s'opérer.

LIX*e* *Obs.* Houget reçut, en 1813, devant Pampelune, une balle qui brisa l'angle inférieur du scapulum droit. On laissa les esquilles, qui causèrent de fréquents phlegmons pendant cinq ans ; six d'entre elles furent successivement éliminées. En 1819, un dernier abcès donna passage à une nouvelle esquille et à un morceau d'éponge préparée oublié dans la plaie. Depuis la soustraction de ces corps, les cicatrices ne se sont jamais ouvertes.

LX*e* *Obs.* Doucy eut le radius droit fracturé par une balle, en Espagne, en 1809 ; le cubitus resta intact. On négligea d'extraire les esquilles, qui, pendant plus de trois ans, se présentèrent les unes après les autres, au nombre de dix. La cicatrice ne s'est plus ouverte depuis leur élimination.

LXI*e* *Obs.* Picard reçut une balle, en 1813, sur l'insertion humérale du deltoïde. L'humérus fut brisé comminutivement, et, après l'ablation des esquilles détachées, on mit les autres en position. La guérison définitive ne se fit qu'au bout de trois ans et demi, temps que mit la nature à expulser les parcelles osseuses replacées.

LXII*e* *Obs.* Boulot reçut, à Aboukir, en 1798, une balle qui lui brisa l'épine de l'omoplate. On pansa la plaie simplement, et la cicatrice se fit. Six mois après, celle-ci s'ouvrit et livra passage à une première esquille du volume d'une noisette. Quelques jours après, nouvelle cicatrice de la plaie, détruite cinq mois plus tard, pour donner issue à deux autres fragments osseux. Pendant quatre ans il y eut de semblables alternatives, et l'on enleva ainsi neuf esquilles.

LXIIIe *Obs.* Maurice reçut, en 1811, en Portugal, une balle au tiers inférieur de la jambe droite ; le péroné fut fracturé et le tibia simplement écorné. La plaie de sortie du projectile mit à se fermer plus de quatre années, pendant lesquelles on retira successivement sept esquilles négligées.

LXIVe *Obs.* Poisson reçut, près de Leipzig, en 1813, une balle sous le grand trochanter droit ; le fémur fut fracturé communitivement. On retira quelques petits fragments osseux, et, au bout d'environ six mois, le cal fut établi. Pendant neuf ans la plaie d'entrée ne cessa de rester fistuleuse ; à cette époque on dut extraire une forte esquille replacée d'abord, et la guérison se fit avec un raccourcissement considérable et une incurvation très-prononcée du membre.

LXVe *Obs.* Manzancieux eut le cubitus gauche brisé par une balle, en Autriche, en 1805. Pendant dix ans, il y eut des esquilles négligées à extraire. Depuis l'issue de la dernière, en 1816, la cicatrisation ne s'est pas démentie.

LXVIe *Obs.* Gilles eut le talon gauche frappé par une balle à Iéna, le 14 octobre 1806. Le projectile fut extrait au bout de six semaines seulement. La plaie resta ouverte pendant deux ans, fournissant de fréquentes et petites esquilles, dont la sortie fut suivie d'une guérison définitive.

LXVIIe *Obs.* Bigorne reçut, en 1812, lors de la retraite du Portugal, un projectile qui traversa le métatarse gauche, en brisant le 4e métatarsien. Pendant trois ans, il y eut de nombreux abcès, et l'on retira chaque fois des esquilles, dont on avait cru la soudure possible.

LXVIIIe *Obs.* Boulard eut le bord axillaire du scapulum gauche fracturé par une balle, en Espagne, en 1813. La plaie fournit des esquilles pendant quatre ans, avant de se fermer définitivement.

LXIXe *Obs.* Blanru reçut, en 1815, près de Versailles, après le désastre de Waterloo, un balle qui lui brisa l'humérus vers son tiers inférieur. De fréquents abcès amenèrent des esquilles abandonnées, dont la dernière fut éliminée en 1844.

LXXe *Obs.* Legrand, lieutenant, eut l'humérus droit fracturé, en 1815, à Ligny (Belgique). Pendant trente mois, on retira successivement plusieurs esquilles , dont on avait d'abord espéré la soudure.

LXXIe *Obs.* Duveau était à l'avant-garde sur le Rhin, en l'an 4, quand une balle lui frappa le tibia droit dans son condyle interne. Le projectile traversa de part en part, et sortit par le creux poplité, sans avoir fait éclater l'os entièrement. Au bout d'un an d'une abondante suppuration, entraînant beaucoup d'esquilles vermoulues, le malade fut réputé guéri. Cinq années se passèrent, pendant lesquelles de petites plaies fort étroites s'ouvrirent de temps à autre ; puis une solution de continuité plus considérable se manifesta, et l'on dut retirer une très-forte esquille, provenant de la table externe du tibia, et d'une notable partie du condyle fracturé par la balle, mais non déplacé.

LXXIIe *Obs.* Chapelain eut le bord alvéolaire droit de la mâchoire inférieure brisé par une balle, à Lutzen, en 1813. Le projectile sortit par la portion moyenne de la région latérale droite du cou. La plaie de sortie fournit plusieurs esquilles pendant quatre ans qu'elle resta alternativement ouverte et fermée.

Je m'arrête à ces faits. S'ils ne suffisaient pas pour appuyer ce que j'ai dit des inconvénients de la non-extraction des esquilles mobiles, quoique adhérentes, je pourrais en ajouter un bien plus grand nombre, car l'hôtel des Invalides est riche en lésions de ce genre. On y trouverait même des hommes dont la perte consécutive des membres n'a pas eu d'autre cause que ce regrettable respect pour une théorie mal fondée.

Observations cliniques relatives aux esquilles extraites.

Pour faire opposition aux observations précédentes, j'en rapporterai seulement quelques-unes dans lesquelles on verra le résultat de la conduite toute différente de chirurgiens mieux inspirés. Il me serait facile de citer des faits personnels ; mais l'incertitude qui pourrait exister sur l'état ultérieur de mes blessés me commande une entière ré serve à leur égard. On serait en droit de me demander ce que je demande aux autres, la preuve d'une guérison durable; et je ne pourrais pas la donner. C'est donc encore parmi les Invalides que je prendrai mes exemples.

LXXIIIe *Obs.* Laurent reçut, à Wagram, en 1809, une balle qui lui traversa le pied droit, de la malléole externe à la partie moyenne et interne du métatarse. On enleva les esquilles avec soin, et le malada guérit assez bien pour lui permettre de continuer à servir jusqu'à Waterloo (1815), où il fut blessé de nouveau.

LXXIVe *Obs.* Fauché eut le bras droit fracturé par une balle, près de Valenciennes, en l'an III. Six esquilles furent enlevées, et sept mois après, il y avait une cicatrice qui ne s'ouvrit jamais.

LXXVe *Obs.* Martin reçut, à Courtray, en 1794, une balle qui lui brisa la jambe droite au tiers inférieur. On enleva vingt et une esquilles dès les premiers pansements, et en peu de temps la guérison fut complète.

LXXVIe *Obs.* Ivon reçut, en 1793, une balle qui traversa l'articulation huméro-cubitale. On enleva les esquilles, et huit mois plus tard l'ankylose était complète. Aucun accident n'est survenu.

LXXVIIe *Obs.* Langlois eut l'avant-bras gauche fracturé par une balle, en Russie, en 1812. Les esquilles furent extraites et le malade guérit assez vite et assez bien pour qu'il pût se retrouver sur les champs de bataille de l'année suivante.

LXXVIIIe *Obs.* Bouit eut le péroné fracturé par une balle, en Espagne, en 1812. On retira les esquilles, et trois mois plus tard il reprenait son service : aucun accident n'est survenu depuis.

LXXIXe *Obs.* Longefay fut frappé par un boulet oblique, devant Mayence, en l'an II. Le tibia fut largement écorné; on enleva sept esquilles. Cinquante-deux jours après, les plaies étaient cicatrisées pour ne plus s'ouvrir.

LXXXe *Obs.* Amont eut le cubitus fracturé dans son tiers supérieur, à Wagram, en 1809. On retira les esquilles, et en trois mois et demi la blessure fut définitivement guérie.

LXXXI° *Obs.* Mallet reçut, en 1794, sur le Rhin, une balle qui lui écorna le fémur gauche, dans la partie moyenne et externe, sans le briser complétement. Trois esquilles furent enlevées, et, cinq mois plus tard, ce brave militaire était assez bien guéri pour aller se faire blesser encore en Italie.

LXXXII° *Obs.* Robinet eut les deux os de l'avant-bras droit brisés, en 1809, en Espagne. On enleva cinq esquilles lors du premier pansement, et trois dans le second. Quatre mois après, il quitta les hôpitaux ; jamais ses plaies ne se sont ouvertes depuis.

LXXXIII° *Obs.* Dumont eut la clavicule gauche fracturée par une balle, en 1811, en Espagne. On enleva les esquilles; la guérison se fit en cinquante-cinq jours. Aucun accident secondaire ne s'est manifesté.

LXXXIV° *Obs.* Bourdin eut la jambe gauche brisée dans son quart inférieur, par une balle, en 1815, au Mont-Saint-Jean. On retira les esquilles, et, six mois plus tard, il était guéri avec difformité ; jamais les plaies ne se sont ouvertes.

Le rapprochement que je viens de faire ; la comparaison que l'on peut établir entre deux manières d'agir si opposées dans le traitement de lésions aussi identiques que possible ; les résultats nettement tranchés de l'une et de l'autre, sont évidemment de nature à provoquer une modification dans la pratique des chirurgiens qui professent la temporisation et le respect des esquilles.

J'ai donné cinquante observations, prises au milieu de plusieurs centaines, pour démontrer que les portions d'os non extraites finissent tôt ou tard par engendrer un travail éliminatoire toujours douloureux, souvent dangereux, quelquefois mortel. J'en ai rapporté d'autres dans lesquelles on voit l'extraction immédiate suivie de guérisons définitives relativement très-promptes : ces exemples confirment les préceptes émis plus haut. Comme eux, mieux qu'eux peut-être, ils établissent cette vérité : que les esquilles de la seconde classe, si elles ne sont pas nuisibles au moment de la blessure ou peu de temps après, le deviennent presque à coup sûr par la suite ; ils démontrent la nécessité de les extraire.

Toutefois il est clair que je n'entends pas parler ici de ces fragments volumineux qui forment à eux seuls une partie considérable d'un os. Les projectiles de guerre, surtout ceux d'une certaine dimension, comme les boulets, les bombes, les obus, brisent parfois un os long ou plat en plusieurs points de son étendue, de sorte qu'il existe par le fait deux ou trois fractures simples, plutôt qu'une seule comminutive. Si l'on enlevait de tels fragments, on ouvrirait une vaste cavité, on ôterait à un membre sa longueur, sa forme, sa force, ses attaches musculaires....., etc. Je n'ai voulu parler que des esquilles *ordinaires*, quel que soit d'ailleurs leur volume ; cela doit se comprendre.

Des esquilles tertiaires.

Les esquilles tertiaires de Dupuytren sont tout à fait distinctes de celles qui nous ont occupé jusqu'à ce moment. Elles ne sont pas formées instantanément par les corps vulnérants ; elles ne sont détachées des os qu'à la longue, par suite d'un travail d'absorption et d'élimination dont il est impossible, ainsi que l'a dit ce grand chirurgien, de préciser l'époque et la durée. J'ajouterai que cette époque ne peut même pas être annoncée d'une manière approximative. Bien plus, on ne sait pas si jamais ces portions détachées des os existeront. Elles peuvent apparaître dans un avenir plus ou moins rapproché, comme elles peuvent ne jamais être ; la seule chose certaine, en ce qui les concerne, c'est qu'elles n'existent pas au moment de la blessure. Il se peut, sans aucun doute, que l'os frappé soit profondément altéré dans sa texture ou dans sa nutrition ; il se peut même qu'une portion en soit séparée par une simple fêlure, mais non dénudée, et qu'elle se trouve maintenue en place par ses inégalités, ou par le périoste non déchiré, de manière à n'être nullement mobile, et à se dérober à toute exploration. Une pa-

reille altération étant actuellement inappréciable, le temps
seul donnera la mesure de l'étendue des désordres ; nul ne
peut assigner *à priori* les limites de ce temps ni les bornes de
ces désordres.

Observations cliniques d'esquilles tertiaires.

LXXXVe *Obs.* Dans une sortie de la garnison de Bône,
en 1835, un chasseur d'Afrique du 3e régiment eut le péroné droit fracturé par une balle arabe. Un débridement suf-
fisant me permit d'extraire trois esquilles, les seules exis-
tantes en apparence, ainsi que les explorations le constatè-
rent ; cinq mois après, le péroné fournit une esquille tertiaire d'environ quatre centimètres de longueur.

LXXXVIe *Obs.* A la bataille de Wagram, Lasneau eut la
jambe gauche fracturée par un éclat d'obus. On retira toutes
les esquilles, et, après cinq mois de traitement, ce militaire
guéri, sortit des hôpitaux. En 1846, c'est-à-dire, trente-sept
ans après, sans avoir jamais rien éprouvé dans cette jambe
pendant un temps aussi long, sans avoir reçu de coups,
sans avoir fait de chute, sans aucun accident en un mot,
Lasneau commença à sentir un fourmillement dans le membre. Cette sensation devint bientôt de la douleur ; puis, un
gonflement considérable survint, et la cicatrice se rompit
pour la première fois. Le tibia se dénuda dans un point,
et la sonde fit reconnaître un fragment osseux, cédant en
partie à la pression. C'était une esquille tertiaire, qui fut
enlevée avec des pinces, et la guérison se fit.

Entre ces deux limites de temps si différentes, qui ne
sont pourtant pas encore absolues, toutes les époques peuvent être échelonnées, et l'on y trouvera des esquilles tertiaires que rien ne faisait soupçonner à l'avance.

Le chirurgien n'a donc pas à s'en inquiéter, puisqu'elles
n'existent pas pour lui. Lorsqu'elles se manifesteront, la
nature créera les mêmes besoins d'extraction, et saura bien
dire que l'heure en est venue.

Il en est de même d'autres esquilles, dont l'apparition,

dans les anciennes plaies par armes à feu, est fréquente, et qui proviennent du cal lui-même et non des os primitifs, ou de végétations osseuses déterminées par l'ostéite. Comme les précédentes, elles n'existent pas au moment de la blessure, et comme elles, elles sont étrangères à mon sujet.

IIIᵉ PARTIE.

DE L'EXTRACTION.

J'ai cherché, dans les chapitres précédents, à démontrer qu'il faut extraire les corps étrangers et les esquilles : il me reste à dire quelques mots sur l'extraction.

L'exploration en est le premier temps ; c'est par elle que doit commencer tout pansement méthodique d'une plaie convenablement lavée. Cependant, elle rencontre un certain nombre d'adversaires, qui en ont beaucoup exagéré les inconvénients. Son utilité est incontestable ; on ne peut la nier avec vérité. Les douleurs dont elle est la source sont toujours assez peu vives et fort tolérables, quoi qu'on en dise. La principale objection, la seule sérieuse, dont on s'arme pour la combattre, c'est qu'elle expose à détacher un caillot et à renouveler une hémorragie suspendue.

Sans aucun doute, ce serait là une regrettable complication. Mais si elle survenait, les connaissances anatomiques du chirurgien lui indiqueraient les dangers et les moyens d'y remédier. Le tamponnement, la compression, la torsion ou la ligature en feraient justice, soit qu'ils fussent appliqués sur l'ouverture béante d'une artère, soit qu'on dût découvrir le vaisseau plus haut. Néanmoins, tout en reconnaissant sa possibilité, je dois déclarer qu'après avoir exploré des plaies par centaines, j'en suis encore à la voir surgir. Je crois qu'en la redoutant, on a plutôt raisonné d'après la théorie que d'après des faits avérés et une expérience positive, car la lésion primitive des artères par des balles est très-rare, ainsi que le fait observer M. Huguier ; et cette circonstance permet de passer outre en toute sûreté de conscience, si l'on agit avec la mesure et la prudence désirables. Les hémorragies sont plus souvent secondaires et dues à la rupture ultérieure des parois vasculaires, provenant d'une autre cause, ou à la chute d'une escarre.

« La première attention qu'il faut avoir avant de procé-

« der à l'extraction d'un corps étranger, dit Percy, c'est de
« mettre la partie dans une situation pareille à celle ou elle
« était à l'instant de la blessure. Hippocrate, Celse, Galien,
« Cœlius-Aurelianus, Paul d'Egine l'avaient déjà recom-
« mandée dans leurs ouvrages ; et les anciens étaient si
« scrupuleux à l'observer, qu'un d'eux fit un jour remonter à
« cheval un guerrier qui venait de recevoir une flèche pour
« mieux imiter la position dans laquelle il en avait été at-
« teint. » Cette recommandation, toute judicieuse qu'elle
est, ne mérite plus autant d'importance que lui en accor-
daient nos aïeux. Peu de praticiens de nos jours la lui re-
connaîtraient avec une foi aussi ardente. Percy lui-même,
en confessant son utilité, ajoute : « Dans une infinité de
cas, la précaution de placer le blessé comme il était lorsqu'il
a reçu le coup, loin, de favoriser la découverte de la balle,
serait au contraire un moyen de la mieux cacher. » Toutefois, après lui avoir donné trop de valeur, on la néglige trop
peut-être : *in vitium ducit culpæ fuga.*

La marche capricieuse des projectiles, leurs bizarres dé-
viations, font sentir la nécessité de donner aux parties des
positions diverses. Certains mouvements de rotation, de
flexion, d'extension, d'adduction, d'abduction, décèlent les
uns et cachent la retraite des autres ; l'homme de l'art ne
l'ignore pas : aussi les combine-t-il, sans oublier les limites
dans lesquelles la douleur et la raison lui prescrivent de se
restreindre. On tracerait difficilement des règles exactes à
cet égard ; elles ne seraient jamais rigoureusement applica-
bles qu'à des cas donnés. On peut dire néanmoins, en thèse
générale, qu'il convient de mettre plutôt les muscles dans
le relâchement ; cette précaution préliminaire rend l'opération plus facile au chirurgien, et moins pénible au malade.

De tous les instruments explorateurs, le doigt, quand on
peut l'introduire, est le meilleur, le plus intelligent, le plus
fidèle. « Le sens du tact, dit Paré, est plus certain que nulle
sonde ou autre chose insensible». *Digitum immittes,* dit aussi
Rota, *nihil enim eo instrumento quod immediate sentit, huic
operi præstantius est.* Mais, si la plaie est trop étroite ou trop
profonde, et, si, pour un motif quelconque, on ne veut pas

l'agrandir par une incision, on le remplace sans trop de désavantage par une sonde métallique. Tous les chirurgiens exercés savent que, la plupart du temps, on sent parfaitement, avec son aide, les corps étrangers et les esquilles, leur volume, leur position, leur mobilité, leur état. Celle qui se trouve dans les trousses sous le nom de sonde de femme, est préférable à toute autre, quand sa longueur suffit ; parce que son diamètre et son extrémité mousse et arrondie n'exposent guère aux fausses routes, rendues plus fréquentes par un stylet plus délié. Il n'est pas jusqu'à sa légère courbure qui ne favorise son introduction dans un conduit habituellement sinueux, presque jamais rectiligne. Dans les circonstances à peine possibles où ce conduit serait trop resserré pour l'admettre, on aurait recours à un instrument moins gros encore, en se souvenant que plus il sera fin, plus il sera sujet à s'égarer.

La recommandation faite par André de Lacroix, de se servir par préférence de sondes en cire ou en plomb, *ut pro arbitrio medici flectentur*, ne me paraît nullement heureuse. Ces tiges ne résonnent pas sur les corps étrangers ; elles apportent à la main une sensation mate et incertaine ; leur flexibilité même est un inconvénient dans les plaies profondes et tortueuses. Au fond de ces espèces de blessures, on a, de temps en temps, à déprimer latéralement quelques fibres, pour suivre leur direction ; le peu de rigidité de semblables instruments s'oppose à cette légère manœuvre, surtout si l'on est obligé par la profondeur de la plaie de les tenir près de leur extrémité extérieure.

L'exploration bien faite, ai-je dit, ne détermine pas des douleurs aussi violentes qu'on le pense. Pour cela, elle doit être pratiquée sans brusquerie, sans violence, sans saccades, et d'une main légère. En maniant la sonde, en la retournant dans une plaie, il faut la tenir du bout des doigts et comme une plume à écrire ; c'est le meilleur moyen de procéder convenablement ; c'est aussi le plus sûr pour obtenir des sensations exactes et fidèles. Je serais tenté de dire qu'on doit se contenter, le plus souvent, de la soutenir et de la diriger, plutôt que de la pousser en avant. On veut sui-

vre un canal existant, et non en créer un. On manquerait
son but et l'on établirait des fausses routes, en employant la
force pour vaincre les résistances, principalement au milieu
de tissus délicats comme la pulpe cérébrale, ou dans des in-
terstices celluleux.

Faut-il explorer les lésions qui nous occupent, quand
elles présentent deux ouvertures, une d'entrée et une de
sortie ? Oui, assurément : car, il y a souvent des charges
doubles et triples dans les armes de guerre. Plusieurs corps
vulnérants peuvent avoir frappé en même temps et au même
point; une balle unique peut se diviser sur un os et l'un
des fragments rester quand l'autre s'échappe; enfin, il est
possible que des substances autres que le projectile aient été
introduites par lui et abandonnées dans les tissus. En la-
vant à grande eau à l'aide d'une éponge exprimée sur l'une
des ouvertures; en faisant passer avec douceur un courant
de liquide à l'aide d'une seringue, on entraîne quelques-
uns des corps les plus mobiles : mais l'extraction forcée devient le plus ordinairement nécessaire pour les autres; il
est donc indispensable aussi de s'assurer de leur existence et
de leur position.

Voici un exemple frappant de la nécessité de ces explorations et de la possibilité de l'existence de plusieurs projectiles.

LXXXVIIe *Obs.* De Castro, jeune soldat de la légion
étrangère, reçut, en 1840, au passage du col de Mouzaïa
(Algérie), un coup de feu qui lui fractura l'humérus droit,
un peu au-dessus de l'attache du deltoïde.

M. F., qui lui donna les premiers soins, retira tout d'a-
bord plusieurs esquilles, des morceaux de vêtements et
une balle de moyen calibre. Le coup qui avait frappé de
Castro provenait vraisemblablement d'un tromblon; mais
il ne s'en doutait pas, et l'attention du chirurgien ne
fut nullement éveillée sur ce point. Quelques jours après,
les accidents survenus déterminèrent celui-ci à pratiquer
une résection. Il enleva le fragment supérieur de l'humérus en désarticulant sa tête; régularisa les inégalités
de l'extrémité supérieure du fragment inférieur, et fut assez

heureux pour conserver avec ce dernier, le reste du membre qui, par la suite, se créa une articulation anormale. Un mois plus tard, les plaies étaient cicatrisées, hormis un point qui resta fistuleux au niveau de l'acromion. Le succès le plus heureux semblait couronner cette belle opération, lorsque commença la série suivante d'accidents, qui durent encore aujourd'hui, dix ans après la blessure.

1° Extraction d'une seconde balle, sous le bord axillaire de l'omoplate, faite plus tard à l'hôpital de Douera, par le chirurgien même qui avait enlevé la tête de l'humérus ; 2° établissement, dans la profondeur des tissus, d'un trajet fistuleux, qui fit communiquer la plaie acromiale avec l'ouverture sous-scapulaire ; 3° suppuration prolongée de ce trajet par lequel sortirent de temps en temps quelques esquilles mêlées au pus, ou extraites par M. le docteur Bonnafont, à l'hôpital de Mustapha ; 4° extraction d'un séquestre ou d'une esquille de l'humérus par M. le docteur Ceccaldi, à l'hôpital de la Salpétrière, à Alger ; 5° de Castro, rendu à la vie civile, éprouva de nouveaux désordres qui le firent entrer deux fois à l'hôpital de Bordeaux ; 6° en 1843, à l'hôtel des Invalides, M. le docteur Pasquier fils, alors chirurgien en chef, dut enlever une troisième balle, par une incision faite au-dessous de l'ancienne ouverture d'extraction du dernier projectile ; 7° en 1848, un nouvel abcès se déclara et dut être ouvert à l'hôpital de Bordeaux, où le malade se trouvait de passage ; 8° à la fin de 1849, je retirai moi-même une quatrième balle, logée dans la fosse sous-scapulaire. Je constatai, en même temps, un décollement fort étendu, dont la limite supérieure arrivait jusqu'à la clavicule, et l'altération du scapulum, à la base de l'apophyse coracoïde. La plaie extérieure, restée longtemps fistuleuse, s'est fermée enfin ; toutefois, de petits abcès ultérieurs et peu volumineux, dont un récemment ouvert par M. le docteur Vincent, aide-major plein de mérite, attaché à l'hôtel, me font croire que cet intéressant malade n'est nullement guéri, et qu'il lui reste encore quelques corps étrangers dont l'élimination cherche à se faire. Mais il faudrait, maintenant, commettre trop de dégâts pour aller à leur recherche ; et j'attends que la nature décèle leur re-traite.

La reconnaissance et l'extraction des corps étrangers et des esquilles doivent se faire le plus tôt possible. Plus ces opérations sont rapprochées du moment de la blessure, mieux elles sont supportées.

« Les accidents de douleur et sensibilité, dit Amb. Paré, « ne sont si grands au commencement, comme ès autres « temps de la maladie. » Dans ces instants, le blessé a une docilité et une résignation qu'il n'aura pas toujours. Sous le coup d'une surexcitation, ou au contraire, d'un abatte-ment passagers, il laissera faire alors, sans opposition, des perquisitions que plus tard la tuméfaction, la sensibilité et la crainte d'une nouvelle souffrance, feront redouter à celui qui, peu auparavant, affrontait sans sourciller le feu de l'ennemi et la mort.

Le déchirement des tissus va bientôt amener l'inflamma-tion et ses conséquences pour ainsi dire inévitables ; il est prudent de ne pas les attendre. Si donc le chirurgien est ap-pelé à donner les secours de son art immédiatement, ou peu après une blessure, il y a tout bénéfice à débarrasser aus-sitôt les plaies des substances étrangères et des esquilles. Leur extraction aura d'abord l'immense avantage de satis-faire le malade, de calmer ses inquiétudes, de le rassurer sur les suites d'une complication grave, dont il s'exagère encore les dangers ; elle aura, ensuite, celui de simplifier la maladie, et d'en réduire de beaucoup les proportions.

Lorsque ces premiers moments sont passés sans que l'ex-traction ait été pratiquée, on préfère généralement atten-dre la cessation des principaux symptômes inflammatoires, parce que, dit-on, l'on agit avec plus de facilité et moins de douleurs. Il est sûr que si déjà les parties sont tuméfiées outre mesure, on se trouve parfois dans l'obligation d'a-journer les recherches, mais cet ajournement est toujours à regretter ; et les motifs sur lesquels il repose ne sont pas, d'ailleurs, tellement bien assis, qu'ils ne soient discutables. Il est excessivement rare, en effet, qu'une plaie par arme à feu ne permette pas l'introduction d'une sonde exploratrice, même au plus fort de la turgescence. Les phénomènes existants tiennent fort souvent à la présence des corps à extraire, et, certes, c'est bien le cas d'opérer des débridements qui n'ont plus rien de préventif, mais qui permettent d'arriver à ces corps et de les extraire, tout en procurant une saignée locale des plus avantageuses.

On serait dans une grande erreur, si l'on croyait que la douleur aurait alors beaucoup plus d'intensité. Elle sera un peu plus forte, j'en conviens ; mais il ne faut pas outrer les faits. Et, du reste, que serait-elle, comparée aux maux qu'elle préviendrait ? Car, devrait-on compter pour rien le temps, souvent si long, de gêne, d'anxiété, de tourments, d'infirmités, pendant lequel une conduite opposée laisserait le blessé ? Pense-t-on qu'il n'aimerait pas mieux supporter tout d'abord l'extraction, que de rester en butte à des accidents dont nul ne peut lui garantir la portée ? Interrogez-le, en lui peignant avec vérité toutes les chances qu'il encourt : sa réponse ne sera pas douteuse.

Le génie des chirurgiens s'est longuement exercé pour trouver les meilleurs instruments d'extraction. Le Belulcum inventé, dit-on, dans la guerre du Péloponèse, et qu'employait Hippocrate ; le Graphiscos de Dioclès de Cariste ; les becs-de-cane de Héras de Cappadoce ; les dilatateurs en calamus de Celse ; l'atracton de Paul d'Egine ; les tire-balles à becs-de-grue et de corbin, de Jean de Gersdorf ; l'alphonsin de Ferri ; le tire-fonds à canule et les pincettes de Maggius ; les becs de perroquet, de lézard, de cygne, et tant d'autres dont les dessins ou la description se trouvent dans Amb. Paré, dans l'*Arsenal de Scultet*, dans André de Lacroix et Fabrice de Hilden, etc., ont successivement joui d'une faveur plus ou moins grande. Percy, qui les passe en revue dans son *Manuel du chirurgien d'armée*, réunit dans le tribulcon les avantages de la plupart d'entre eux ; aussi l'on en reconnut bientôt le mérite. Mais cette vogue ne fut pas non plus de longue durée : car toujours les instruments les plus simples seront les meilleurs, et il y aura, dans tous les temps, un progrès marqué à simplifier et à alléger l'arsenal chirurgical.

Dans la plupart des plaies, les corps vulnérants sont accessibles aux pinces à pansement. Ces pinces, telles qu'elles se trouvent dans l'étui portatif du chirurgien, lorsqu'elles sont faites avec soin et en bon acier, peuvent suffire le plus souvent. J'y ai cependant apporté une très-légère modification, qui les rend propres à saisir les substances étrangères avec beaucoup plus de facilité. Ce changement consiste à terminer leurs extrémités libres par des griffes semblables à celles des petites pinces qui servent à soulever la conjonctive oculaire. L'une des branches porte une seule griffe ; l'autre en porte deux qui reçoivent la première dans leur écartement. Une balle est saisie entre ces trois pointes, de manière à subir des tractions considérables sans s'échapper ; il n'est pas même nécessaire de la prendre par son axe quand elle n'est pas déformée ; les griffes s'y implantent pour peu qu'elles aient de prise sur elle. Une modification semblable apportée à des pinces plus longues, comme celles à polypes, par exemple, permettrait d'aller chercher les projectiles plus profondément situés. Le tire-balle à canule de Maggius, dessiné dans Paré et dans Scultet, remis en honneur par M. Baudens, servira, d'ailleurs, à retirer les balles et les esquilles enclavées dans les os, quand les pinces ne pourront les extraire.

Avec ces deux instruments, il sera bien rare qu'on ne puisse pas avoir tous les corps étrangers accessibles ; l'expérience m'a prouvé qu'on pouvait se passer des autres dans l'immense majorité des circonstances.

Mon intention n'est pas de rappeler ici les règles tracées par nos maîtres pour l'extraction. Le *Manuel* de Percy et tous les traités de pathologie chirurgicale les donnent mieux que je ne le ferais. Mais, en terminant ce travail, je ne puis m'empêcher de jeter un blâme mérité sur une pratique peu rationnelle, quoique si souvent mise en usage, l'enlèvement des esquilles *par arrachement.*

Le chirurgien, dont la main doit s'armer hardiment et sans hésitation dans le but de procurer le bien par le mal, n'en doit pas moins aussi éviter au patient la plus grande somme possible de souffrances ; *nam agitur de pelle humanâ,* disait Baglivi. Or, l'arrachement est toujours douloureux, et celui qui le fait ne sait pas exactement où il s'arrête. Au lieu de tirer sur les fragments osseux, jusqu'à ce que les fibres charnues adhérentes cèdent, il faut les détacher à l'aide de l'instrument tranchant. Quand ils sont superficiels, un bistouri simple suffit ; il vaut mieux en employer un mousse ou boutonné, quand il est nécessaire de le porter au fond de la plaie ; dans l'un et l'autre cas, de bons ciseaux sont quelquefois préférables.

En coupant les adhérences, on est exposé, il est vrai, à certaines hémorragies dont l'arrachement met à l'abri ; mais, si les vaisseaux divisés sont de peu d'importance, comme il arrive mille fois sur une, cette hémorragie est salutaire et facilement maîtrisée ; si, par exception, ils ont un calibre plus fort, leur ligature donnera toujours une sécurité que ne peut faire naître au même degré le mâchement résultant d'une traction exagérée.

IMPRIMERIE DE COSSE ET J. DUMAINE,

R. CHRISTINE. 2.